DE

L'ENTÉRECTOMIE

AVEC RÉTABLISSEMENT IMMÉDIAT

DE LA CONTINUITÉ DE L'INTESTIN

PAR

Le D' Pierre DEROCQUE

ANCIEN INTERNE DES HOPITAUX DE PARIS
ET DE L'HOSPICE DES ENFANTS ASSISTÉS

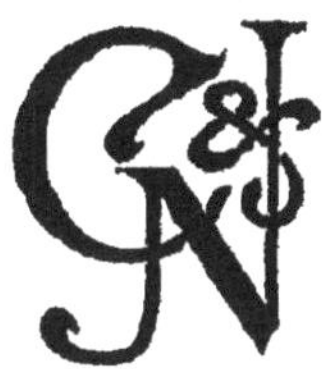

PARIS

GEORGES CARRÉ et C. NAUD, Éditeurs

3, RUE RACINE, 3

1897

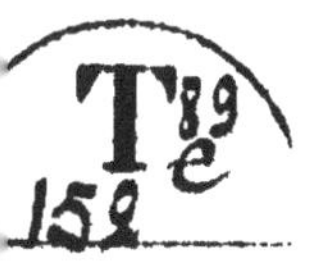

DE

L'ENTÉRECTOMIE

CHARTRES. — IMPRIMERIE DURAND, RUE FULBERT.

DE
L'ENTÉRECTOMIE

AVEC RÉTABLISSEMENT IMMÉDIAT

DE LA CONTINUITÉ DE L'INTESTIN

PAR

Le Dr Pierre DEROCQUE

ANCIEN INTERNE DES HÔPITAUX DE PARIS
ET DE L'HOSPICE DES ENFANTS ASSISTÉS

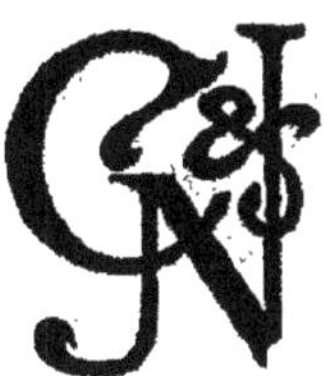

PARIS

GEORGES CARRÉ ET C. NAUD, ÉDITEURS

3, RUE RACINE, 3

1897

En terminant mon internat, je suis profondément heureux de pouvoir remercier mes maîtres dans les hôpitaux. J'ai une reconnaissance toute particulière à mon cher maître, M. Richelot, auprès duquel j'ai pu me perfectionner dans l'étude de la gynécologie. Ma quatrième année d'internat passée auprès de lui me laisse les meilleurs souvenirs. Que M. Richelot me permette de le remercier de ce qu'il a fait pour mon instruction en me laissant une initiative considérable dans son beau service de l'hôpital Saint-Louis. Je tiens à lui affirmer particulièrement ma reconnaissance pour les marques de bienveillance qu'il m'a si souvent données.

Que M. Fernet, chez lequel j'ai passé ma troisième année d'internat, soit pour moi un modèle. Pendant que je profitais de son enseignement j'ai pu apprécier sa probité scientifique, son labeur acharné et la rigueur de sa méthode.

J'ai eu la bonne fortune d'être durant une année l'interne de M. Nélaton. C'est dans son service que j'ai appris cette partie si difficile de la clinique : le diagnostic chirurgical. J'étais à bonne école.

J'ai passé un temps malheureusement trop court près de MM. Blum et Monod. Ils savent tous les regrets que j'ai de n'avoir pu profiter plus longtemps de leurs savantes leçons et toute ma reconnaissance pour la bienveillance avec laquelle ils m'ont accueilli et dont ils m'ont donné des marques précieuses à plusieurs reprises.

C'est à l'Hospice des Enfants Assistés que j'ai appris l'orthopédie, je tiens à remercier M. Kirmisson qui m'a enseigné cette branche si intéressante de l'art chirurgical où il est passé maître.

L'année d'externat passée dans le service de M. Quinquaud m'a laissé un excellent souvenir et je regrette bien sincèrement ce maître trop tôt enlevé à la science.

J'ai été successivement bénévole et stagiaire chez M. Siredey. Je ne sais si je dois remercier davantage l'ami bienveillant ou le savant maître qu'il a été pour moi.

Je tiens à exprimer ici à M. Doléris ma profonde reconnaissance pour la sympathique bienveillance qu'il n'a jamais cessé de me témoigner.

Je veux encore remercier mes chefs intérimaires dans les hôpitaux, MM. Poirier, Delpeuch, Widal.

Le peu que je sais en ophtalmologie je le dois à M. le Dᵉ Parinaud. Je tiens à l'en remercier et à lui dire tous mes regrets de n'avoir pu profiter plus longtemps de son précieux enseignement.

J'ai étudié l'anatomie pathologique avec M. Gombault et la technique bactériologique avec M. Roux ; je leur adresse l'expression de toute ma gratitude pour le profit que j'ai retiré de leurs leçons.

C'est M. le Professeur Cerné qui a guidé à Rouen mes premiers pas dans la carrière médicale et qui m'a donné le goût de la chirurgie; mes autres maîtres de l'école de Rouen, MM. Olivier, Brunon, Hue, Delabost, m'ont toujours prodigué leurs excellents conseils et m'ont fait profiter de leur savante expérience. Je les en remercie affectueusement.

M. le Professeur Guyon a bien voulu me faire l'honneur d'accepter la présidence de ma thèse, je le remercie du très grand honneur qu'il veut bien me faire.

PREMIÈRE PARTIE

HISTORIQUE

HISTORIQUE

Jusqu'au commencement du xviiie siècle, la chirurgie intestinale se bornait à peu près à la suture des plaies de l'intestin qui se pratiquait, tantôt sur un corps creux cylindrique, canule de sureau (Théodoric), une portion d'intestin (Guillaume de Salicet), trachée-artère de veau, tantôt sans aucun artifice (Guy de Chauliac). La suture généralement employée était la suture du pelletier.

Le premier qui de propos délibéré retrancha une portion malade du tube digestif en rétablissant immédiatement la continuité de ce dernier, est Ramdohr (1727).

Peu nombreux étaient à cette époque les chirurgiens qui avaient pratiqué l'ablation d'une partie d'intestin, même sans chercher à rétablir le cours des matières.

Littre, le premier, en 1700, avait indiqué que dans les cas de hernie d'un diverticule intestinal avec gangrène de ce dernier, le chirurgien doit faire l'ablation de la portion gangrenée. « Si la gangrène de l'appendice s'étend jusqu'au

corps de l'intestin, le chirurgien en doit retrancher tout
ce qui est mortifié; mais auparavant, il donnera à tenir
les parties de l'intestin qui doivent faire deux bouts après
l'amputation, de peur qu'ils ne rentrent dans la cavité du
ventre ». Pour empêcher l'épanchement des matières
fécales dans la cavité péritonéale, Littre donne le conseil,
après avoir distingué les deux bouts, de lier le bout inférieur et de le repousser dans le ventre, en ayant soin de
maintenir le bout du fil fixé auprès de la plaie jusqu'à la
chute de la ligature.

Quant au bout supérieur, il faut faire trois points d'aiguille, de sorte que les fils partagent la circonférence en
trois parties égales et fassent adhérer l'intestin au voisinage de la plaie du ventre.

Littre ne paraît pas avoir mis son procédé à exécution
sur le vivant; c'est à Méry que revient l'honneur d'avoir
établi le premier un anus contre nature après résection.
Il enleva 4 à 5 pieds d'intestin chez une jeune fille de dix-
sept ans atteinte d'une volumineuse hernie crurale étranglée. La malade guérit.

Farcy, qui le suivit dans la voie qu'il avait montrée, fut
encore plus heureux que son prédécesseur; chez un
malade atteint de phlegmon stercoral « il coupa 4 doigts
de l'intestin pourri et fut fort étonné d'en tirer de petits
os de mouton ». (Mém. Acad. Sc., 1723.) La plaie se cicatrisa, et au grand étonnement de l'auteur, il n'y eut pas
d'anus contre nature. La possibilité du rétablissement de
la continuité de l'intestin était démontrée.

La Peyronie eut l'idée d'aider à la nature qui lui fut
probablement fort reconnaissante de cette aide, car, malgré

l'insuffisance de sa méthode, il eut de beaux succès. Le procédé de La Peyronie consiste à tirer hors de l'abdomen toute la portion pourrie d'intestin. Après avoir ouvert le sac herniaire et dilaté l'anneau, à travers la portion du mésentère qui soutient la portion altérée, il passe une aiguille avec un double fil ciré. En nouant les deux extrémités du fil, il forme une espèce d'anse de la partie du mésentère par laquelle il assujettit l'intestin vers le milieu de la plaie, sans serrer.

Le succès fut merveilleux et les matières qui d'abord sortaient par l'ouverture de la plaie, reprirent peu à peu le chemin naturel et la fistule stercorale se cicatrisa.

D'autres observations analogues furent publiées avec un aussi beau succès, mais il faut remarquer que si, chez les opérés de La Peyronie, le rétablissement du cours des matières avait lieu, ce n'est qu'après une longue période de suppuration pendant laquelle les matières continuaient à filtrer par la plaie.

Il y a loin, on le voit, de tous ces essais dont il serait cependant injuste de méconnaître la valeur, à l'opération de Ramdohr qui, très brillante, guérit promptement et n'expose pas le malade aux ennuis de l'anus contre nature.

Ramdohr, chez une femme atteinte de hernie abcédée, enleva deux pieds d'intestin avec la portion du mésentère qui lui répondait. Ensuite il mit les deux bouts de l'intestin l'un dans l'autre, c'est-à-dire le bout duodénal dans le bout rectal, puis les maintint en position par un point d'aiguille médiocrement serré. La malade guérit rapidement et mourut de pleurésie au bout d'un an. A l'autopsie on trouva la continuité du canal intestinal rétablie et la cicatrice de l'intestin adhérant à la plaie.

Vers la même époque, Mœbius, frappé de cette observation, essaya de répéter cette expérience sur des chiens, mais il put se rendre compte des difficultés de la chirurgie intestinale chez cet animal et n'obtint que des insuccès.

Un peu plus tard, le procédé de Ramdohr fut exécuté une seconde fois par Rémond (1728) et le succès fut aussi beau que celui de Ramdohr. Néanmoins, vingt ans après, Duvergier revint aux anciens procédés de suture intestinale, et pratiquant l'ablation d'un intestin gangrené, il le sutura sur une trachée de veau. Son malade guérit.

Jusqu'à la fin du xviiiᵉ siècle, influencés probablement par Louis, qui dans un mémoire sur la cure des hernies avec gangrène, rejetait totalement la pratique de Ramdohr, les chirurgiens ne firent plus de nouvelles tentatives dans ce sens, et il faut arriver à 1811 pour voir l'observation d'une hernie gangrenée guérie par Lavielle (des Landes) qui exécuta le procédé de Ramdohr. Cette observation, lue à la société des Médecins de Paris, fut discutée, et en fin de compte jugée très sévèrement. Le rapporteur concluait que, en pareil cas, la seule conduite à tenir était le simple rapprochement des deux bouts de l'intestin.

Cette première période est bien pauvre en observations, puisqu'en 80 ans, on n'a pu en réunir que 4. — C'est encore l'enfance de la chirurgie abdominale. Les chirurgiens cherchent un peu à l'aveuglette la voie à suivre, mais il faut cependant reconnaître que, étant donné surtout l'absence d'antisepsie à cette époque, les résultats ont été fort beaux.

Au xix° siècle, la chirurgie intestinale entre dans une voie nouvelle : la période d'expérimentation.

A. Cooper et Philipps, après avoir réséqué un bout d'intestin chez le chien, firent la suture sur un tube de colle de poisson, modifiant légèrement l'opération que Duvergier avait exécutée sur le vivant.

Thompson, après avoir divisé l'intestin, réunit les deux bouts par des points de suture entrecoupée, puis sectionna les ligatures au ras de l'intestin et ferma la plaie abdominale. L'animal guérit et fut sacrifié au bout de 10 jours. On vit au niveau de la plaie l'intestin épaissi, vascularisé et adhérent à la paroi. C'étaient les seules traces extérieures de la réunion de l'intestin. On le fendit dans toute sa longueur et on vit qu'une partie des ligatures avait disparu. De nouvelles expériences furent faites et Thompson sacrifia les animaux au bout d'un temps plus long; au bout de six semaines, la plupart des fils avaient disparu.

Des expériences de Thompson, il ressort que l'on peut sur l'intestin faire des sutures perdues, que celles-ci, au lieu d'être éliminées par les plaies, tombent dans la cavité intestinale. Du reste, l'expérience de Travers (1812) vint encore donner une confirmation plus éclatante à ce fait. Travers étrangla circulairement par une ligature tout le calibre du tube digestif et vit le péritoine se boursoufler autour de la ligature, se coller par-dessus, pendant que le fil coupait les tissus et finalement tombait dans la cavité intestinale où il était entraîné avec les matières. C'est donc par l'adhésion des séreuses que se fait la cicatrisation dans la section expérimentale.

Dix ans plus tard, Jobert de Lamballe va se servir de ce fait bien prouvé, et par des expériences remarquables, établir quelques lois qui sont la base même de la chirurgie du tube digestif.

1° Si l'on étrangle un intestin sain par une ligature, on voit que celle-ci a le même effet que si elle était pratiquée sur une artère, c'est à-dire que les tuniques muqueuses et musculeuses se rompent. Seule la séreuse résiste;

2° Si l'on embrasse par une ligature une anse intestinale dont la séreuse est enflammée, celle-ci est rompue comme les deux suivantes, et l'intestin est divisé, quelque faible que soit la constriction exercée par le nœud;

3° Si l'on met en contact deux séreuses, et que ce contact soit maintenu même légèrement, au bout d'une heure, il y a déjà agglutination.

Comme conclusion, Jobert de Lamballe déclare que toutes les fois que l'on interviendra sur le tube digestif, il faut adosser la tunique séreuse à elle-même.

Comme nous le verrons, à part quelques essais de Reybard pour faire revivre la suture du pelletier et l'opération de Ramdohr comme elle avait été pratiquée pour la première fois, la plupart des méthodes modernes d'entérorraphie cherchent à utiliser ces propriétés de la séreuse.

Le procédé préconisé par Jobert pour traiter les deux bouts d'intestin sectionné, consiste à renverser en dedans l'orifice du bout inférieur, et invaginer ensuite le bout supérieur dont la séreuse se trouve ainsi adossée à celle du bout inférieur; on maintient les deux bouts dans cette position par deux fils. En somme, c'est la méthode de Ramdohr modifiée de façon à assurer la cicatrisation plus rapide, et éviter autant que possible toute fistule au moins de la suture intestinale.

Malheureusement ce procédé présente quelques inconvénients : il y a rétrécissement au niveau de la suture, il est d'une exécution assez délicate ; enfin il faut faire la distinction entre le bout supérieur et le bout inférieur, ce qui prolonge l'opération.

Frappé de ces inconvénients, Lembert infléchit à peu près à angle droit les deux bouts, et maintient unies leurs surfaces séreuses par quelques points de suture simple non perforante.

Malgré un succès opératoire de Reybard, qui, nous l'avons vu, avait combattu la méthode de Jobert et de Lembert, celles-ci paraissent triompher, et trois ans après, nous voyons Diffenbach accorder sa faveur à la suture de Lembert.

Vers 1828, Roux, chez une femme atteinte d'anus contre nature, ouvrit l'abdomen, alla à la recherche du bout inférieur, ramena une portion d'intestin qu'il prit pour celui-ci, et après résection d'environ un pouce et demi du bout supérieur et section de ce qu'il prit pour le bout inférieur, il unit ces deux bouts et réduisit dans le ventre. L'opérée mourut et l'on vit que l'anastomose avait été faite entre le bout supérieur du côlon descendant qui avait été sectionné en travers et le bout supérieur de l'anus. Malgré cet insuccès et la faute énorme commise par l'opérateur, il n'en reste pas moins que c'est le premier essai de résection pour cure de l'anus contre nature. Le mauvais résultat obtenu, et la crainte bien fondée que les chirurgiens avaient d'ouvrir le péritoine à cette époque, firent que de nouveaux essais ne furent pas tentés, et, jusqu'à 1873, nous n'avons pas d'autre fait à enregistrer. A partir de cette époque, grâce aux progrès de l'antisepsie, l'entérectomie commence à être pratiquée d'une façon plus courante, et les opérations se multiplient. On propose et on exécute cette opération non seulement dans les cas de gangrène herniaire et dans celle de l'anus contre nature, mais encore pour l'ablation de néoplasmes. Combattue en France par Bouilly qui, en présence des dangers et des difficultés de l'opération dans ces cas, et des mauvais résultats au point de vue de la guérison définitive, lui préfère l'anus contre nature ou l'entérotomie, elle est défendue en Allemagne par Czerny, Billroth, etc., en Angleterre par Robson.

Enfin l'entérectomie fut mise en pratique pour enlever des parties d'intestin contusionnées ou perforées, (Fitzgerald, Seymon, Le Dentu) et pour remédier à certaines occlusions intestinales. (Invagination, rétrécissements tuberculeux, fibreux, etc.).

En 1883, dans une revue générale publiée par Bouilly et Assaky, ces auteurs, rien que pour les entérectomies dans les cas d'anus contre nature et de gangrène herniaire, ne comptent pas moins de 66 observations.

En 1887, L.-H. Petit en compte 73 pour hernies étranglées, 54 pour anus contre nature, 42 pour cancer, 12 pour invagination, 4 pour rétrécissements, 5 pour occlusion. Au total 190.

En 1893, Baillet dresse le tableau de 80 résections *de*

l'anse iléo-colique. A l'heure actuelle, nous avons pu réunir près de 400 observations où l'entérectomie a été pratiquée pour gangrène herniaire, cure d'anus contre nature, extirpation de néoplasmes, obstruction de l'intestin de causes diverses, enfin pour ruptures, plaies et contusions de cet organe.

Comme on peut s'en rendre compte par ces chiffres, l'entérectomie est devenue une opération courante classique. Dans ces dernières années, des modifications ont été apportées aux anciennes méthodes, ainsi Chaput a conseillé pour remédier au rétrécissement produit par la suture circulaire d'agrandir l'orifice des deux bouts par une fente longitudinale de 3 centimètres; le même auteur a également préconisé après la résection intestinale, l'établissement de l'entérorraphie longitudinale, qui consiste à faire sur chacun des bouts une fente longitudinale de 5 à 6 centimètres et à suturer ensemble les bords de cette fente, puis à fermer les deux orifices en les suturant l'un à l'autre.

Senn et Braun, frappés des inconvénients de la suture circulaire ont proposé et exécuté, le premier, l'anastomose termino-latérale avec fermeture d'un des bouts en cul-de-sac, le second, l'entérorraphie par anastomose ou par apposition latérale en fermant les deux bouts et en établissant une anastomose un peu au-dessous.

Senn et Murphy, avec les plaques résorbables et le bouton métallique, Chaput, avec sa gouttière, ont simplifié le manuel opératoire en supprimant un certain nombre de sutures, et en assurant un contact parfait entre les deux séreuses qui doivent former la cicatrice.

Voici donc une opération qui, pratiquée 7 fois en un siècle et demi, l'a été plusieurs centaines de fois en 20 ans, et qui a pris droit de cité dans la chirurgie classique. Les faits sont assez nombreux à l'heure actuelle pour qu'il soit permis de porter un jugement sur cette opération, ses indications, les résultats qu'elle fournit. C'est ce que nous essaierons de faire dans ce travail.

DEUXIÈME PARTIE

APERÇU GÉNÉRAL DES DIFFÉRENTS PROCÉDÉS DE RÉSECTION INTESTINALE

CHAPITRE PREMIER

RÉSECTION PROPREMENT DITE.

La résection peut être pratiquée d'urgence chez des
malades atteints de gangrène herniaire, de plaies intestinales, etc. Dans ces cas on ne peut préparer le malade
d'avance; on se bornera s'il existe des phénomènes d'occlusion à pratiquer un lavage d'estomac pour éviter pendant l'anesthésie la chute des vomissements dans les
voies respiratoires comme cela est arrivé à Czerny (1).

Si l'on intervient pour un néoplasme, ou pour une
lésion quelconque de l'intestin ne s'accompagnant pas de
phénomènes aigus, on purgera le malade l'avant-veille de
l'opération et on le mettra au régime lacté exclusif. Quelques chirurgiens pratiquent une antisepsie relative du
tube digestif en donnant aux malades du naphtol ou du
bétol, et en faisant faire matin et soir des lavages du rec-

(1) CzERNY. *Berlin. Klin. Wochens.*, 1880, p. 638.

tum à l'eau boriquée, surtout si la lésion nécessitant l'intervention siège au niveau du gros intestin.

Nous n'insistons pas sur la désinfection du champ opératoire, que tout le monde connaît et qui doit être aussi rigoureuse que possible.

Toute résection d'intestin nécessite cinq temps :

1° Incision de la paroi ;
2° Isolement de l'intestin ;
3° Résection proprement dite ;
4° Réunion des deux bouts ;
5° Suture de la paroi.

Les deux premiers temps peuvent différer notablement suivant l'affection qui demande l'intervention.

On comprend facilement que l'isolement ne soit pas le même, lorsqu'on intervient pour anus contre nature ou pour cancer de l'intestin. D'autre part, les méthodes de réunion sont extrêmement nombreuses, aussi avons-nous pensé qu'il était préférable de réserver un chapitre spécial pour les exposer chacune en particulier.

Avant d'entreprendre une résection intestinale, le chirurgien doit s'assurer qu'il aura sous la main les instruments nécessaires pour les différents temps de cette opération. Bistouris, ciseaux droits et courbes, pinces à disséquer, pinces hémostatiques, sonde cannelée suffisent pour accomplir les deux premiers temps, l'isolement de l'intestin se faisant généralement aux ciseaux ou au bistouri, souvent à l'aide des doigts. Lorsque la portion à réséquer est bien limitée, lorsqu'on s'est assuré que l'anastomose portera sur des tissus absolument sains, (principalement dans le cas de gangrène ou de cancer) on isole du reste

de la cavité péritonéale le segment du tube digestif sur
lequel on doit opérer. A cet usage, on emploiera de larges
éponges montées sur des pinces, ou mieux des compresses ourlées et stérilisées, également montées, de
façon à ne pas faire d'oubli dans la cavité péritonéale.
Lorsque le champ opératoire est ainsi bien préparé, on
empêche l'arrivée des matières fécales autant que faire
se peut. Pour cela, on place à chacun des deux endroits
où l'intestin doit être sectionné deux pinces à crémaillère,
éloignées seulement de quelques millimètres, puis avec
les doigts, on fait refluer les matières dans le bout supérieur et dans le bout inférieur si l'on intervient chez un
malade n'ayant pas de phénomènes d'occlusion intestinale.
Dans tout autre cas (gangrène herniaire, cancer avec occlusion, etc.), une bonne pratique consiste à vider en
partie le bout supérieur, de façon à éviter une forte distension au niveau des sutures dès que la coprostase ces-
serait. De toute façon, que le bout supérieur ait été vidé
ou non, on fait refluer avec les doigts ce qui peut être
resté dans les dix ou quinze centimètres qui avoisinent
l'anastomose future, puis on arrête les matières.

Le moyen le plus simple qui se présentait à l'esprit,
était de placer au niveau de l'endroit où l'on veut faire la
coprostase, un clamp à crémaillère à mors élastiques.
Cette compression a quelques inconvénients pour l'intestin dont les parois sont légèrement contusionnées par
les mors métalliques; aussi la plupart des chirurgiens qui
clampent l'intestin ont-ils l'habitude de garnir les mors
de tubes en caoutchouc. C'est ce que font Bush, Paul, etc.
Ce mode de compression est à la portée de tout opérateur.

On trouvera toujours deux pinces à mors longs et flexibles (pinces à ligaments larges), mais il est très difficile de cette façon de bien limiter le degré de compression auquel on soumet les parois intestinales. Si l'on serre trop, le clampage peut donner lieu à des accidents sérieux, surtout si l'intestin est un peu friable comme cela arrive souvent au voisinage de l'anus contre nature. S'il existe non loin de là un foyer de gangrène, la petite contusion produite par le clamp peut devenir le point de départ d'une perforation intestinale ; d'un autre côté Lilienthal [1] a publié un cas de résection où les clamps n'avaient pas empêché le passage des matières sur le champ opératoire.

Pour ces raisons, quelques opérateurs, Pollosson, Dayot, Storchi, Sorge, Day, Trèves, préfèrent-ils faire tenir simplement les deux bouts par un aide, mais ce procédé demande un aide supplémentaire, et les avantages qu'il présente ne sont peut-être pas compensés par la gêne apportée dans l'opération par ces deux mains qui encombrent le champ opératoire sans rendre aucun autre service : si l'intervention dure un peu longtemps, l'aide peut se fatiguer, avoir une distraction et laisser passer des matières qui viennent souiller le champ opératoire. Aussi préfère-t-on quelquefois pratiquer un orifice dans le mésentère (en ayant soin de ne pas déchirer de vaisseaux), puis on introduit par cet orifice une lanière de gaze iodoformée (Ransohoff) ou un fil de soie (Cauthorn) dont on lie les deux bouts par dessus l'intestin. La ligature à la gaze, bien que nécessitant un orifice rela-

---

(1) Lilienthal. *N.-York Med. Journal*, 1 sept. 1894, p. 263.

tivement large dans le mésentère, est moins offensive pour l'intestin que la ligature de soie qui peut couper. Jaboulay en France, Lockwood, Allingham, Robson en Angleterre, préfèrent remplacer la gaze ou la soie par un tube élastique avec lequel on fait un nœud maintenu par une pince hémostatique. C'est un bon procédé qui n'expose pas au sphacèle de l'intestin.

Plusieurs chirurgiens se sont ingéniés à construire de petits appareils spéciaux pour la coprostase. Un des plus anciens est celui de Rydygier (1) qui se compose de deux lames métalliques entre lesquelles passe l'intestin. On lie les deux extrémités de ces lames qui empêchent ainsi le cours des matières.

Quénu s'est servi d'une pince se composant de deux longs mors courbes au-devant desquels se trouve un tube élastique tendu entre les deux extrémités de ces mors comme la corde d'un arc. L'intestin est comprimé non par les mors, mais par les tubes élastiques.

Le compresseur intestinal d'Arbuthnot Lane (2) se compose d'une aiguille métallique mousse à la tête de laquelle se trouve un orifice par lequel passe un anneau de caoutchouc.

Un capuchon métallique pouvant s'emboîter sur l'extrémité de l'aiguille est fixé à cet anneau. L'intestin se trouve comprimé entre l'aiguille et le caoutchouc.

Mac Laren (3) a imaginé un clamp léger qu'on peut construire extemporanément toutes les fois qu'on a une

---

(1) Rydygier. *Berlin. Klin. Wockens.*, 1881.
(2) Lane. *Lancet*, 30 sept. 1893, p. 813.
(3) Mac Laren. *N.-York Med. Journ.*, 8 juin 1895, p. 724.

aiguille à tricoter. On brise l'aiguille en deux morceaux qui ont à peu près une égale longueur. Les fragments sont placés parallèlement, et les bouts brisés unis par une anse de soie en 8 de chiffre formant la charnière. Après avoir passé à travers le mésentère une des pointes de l'aiguille, on ramène les deux fragments dans le parallélisme et on pousse un bouchon sur les pointes. Les bouts brisés sont enveloppés dans la gaze iodoformée pour empêcher toute piqûre des intestins. Ce clamp est léger,

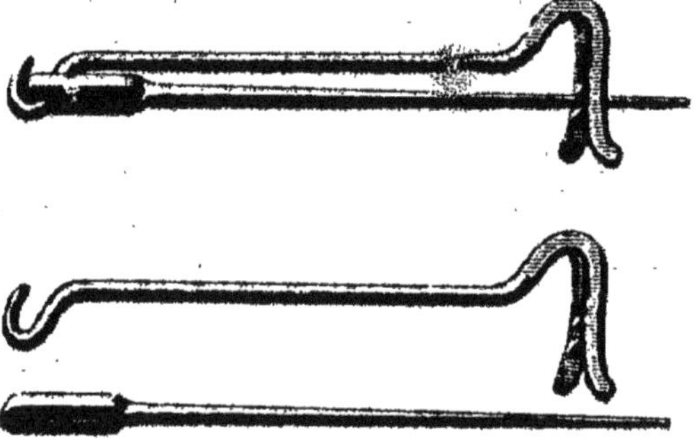

Fig. 1. — Compresseur intestinal de Mac Laren.

peu encombrant, son auteur s'en est servi plusieurs fois et s'en est bien trouvé ; on peut cependant lui reprocher d'être un peu long à fabriquer ; d'autre part, la pression est dure et manque d'élasticité. Il en est de même pour celui que Mac Laren a fait faire par un fabricant d'instruments et qui est basé sur le même principe (fig. 1).

Abbe, Tréves, Makins, Bishop se servent également de clamps de leur invention. De tous ces compresseurs nous ne décrirons que celui de Makins (1) qui est con-

(1) Makins. *Saint-Thomas Hospit. Report.* vol. XIII, 1884, p. 181.

struit sur le principe des pinces à forcipressure élastique de Diffenbach avec une vis en plus. Les branches garnies de caoutchouc sont suffisamment longues pour pouvoir comprimer tout le calibre de l'intestin. Elles ne nécessitent pas de perforation du mésentère.

Bien supérieurs sont les compresseurs de Quénu et de Chaput. Celui de Chaput (1) se compose de deux lames métalliques minces, flexibles, réunies par une charnière. On perfore le mésentère avec l'une des deux lames, on rabat l'autre par-dessus l'intestin et on réunit les extrémités par un fragment de drain. La compression est large, élastique ; l'instrument léger, peu encombrant et peu coûteux.

Celui de Quénu (2) est formé d'une pince dont les mors sont garnis de coussins en caoutchouc creux que l'on peut gonfler à volonté.

Maunsell (3) pour arrêter le cours des matières se servait d'une petite éponge plate qu'il plaçait en travers de l'intestin à environ 10 ou 15 centimètres de la partie à exciser, puis transfixait l'éponge et le mésentère avec une forte épingle de sûreté. Passant de nouveau l'épingle à travers l'éponge de l'autre côté de l'anse, il fermait cette épingle. Ce procédé est très simple, facile à exécuter, et si l'on n'a pas l'instrument de Quénu ou de Chaput, c'est avec la ligature élastique le procédé de choix.

Certains auteurs, par crainte de l'infection, donnent le

<hr>

(1) Chaput. *Bulletin Soc. chirurg.*, 1 avril 1896, p. 309.
(2) Quénu. *Bulletin Soc. chirurg.*, 3 décembre 1895.
(3) Maunsell. *The American journal of the medic. sciences*, mars 1892, p. 245.

conseil de n'ouvrir l'intestin qu'après avoir détaché de son mésentère la portion à réséquer. Nous pensons qu'il est préférable, après section de l'intestin entre deux pinces, de recueillir sur une éponge ou sur une compresse qui ne servira plus, les quelques gouttes septiques qui viennent de la surface de section, puis on touchera la muqueuse avec une solution phéniquée forte. Ensuite le mésentère sera sectionné au ras de l'anse, les vaisseaux

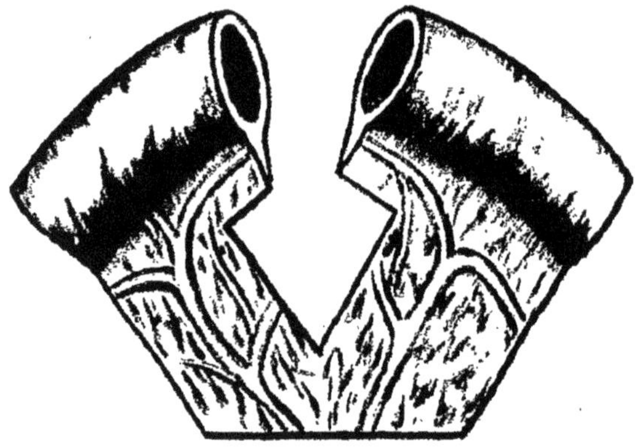

Fig. 2. — Section du mésentère d'après Madelung.

étant pincés à mesure qu'ils sont coupés. De cette façon on est sûr de ne pas lier plus de mésentère qu'il ne faut, et de ne pas rentrer dans le ventre un intestin mal nourri pouvant se sphacéler. Si l'on doit faire une entérorraphie circulaire, le moignon mésentérique peut être gênant, aussi la plupart des chirurgiens ont-ils l'habitude d'exciser un triangle de mésentère. C'est un procédé qui peut exposer au sphacèle de l'intestin, surtout si l'on exécute la modification proposée par Madelung (1). L'entérorraphie

____

(1) Madelung. *Arch. f. Klin. chir.*, vol. XXVII, p. 277.

est plus facile, mais la nutrition plus compromise, comme on peut s'en rendre compte par la figure 2.

En somme, quel que soit le procédé de réunion, il est bon de séparer l'anse du mésentère en pinçant les vaisseaux au fur et à mesure. Si l'on ne doit pas pratiquer l'entérorraphie circulaire, il suffit de mettre un fil sur chacun de ces vaisseaux. Si l'on doit pratiquer ce mode de suture on peut faire une résection cunéiforme du mésentère, mais en étant aussi parcimonieux que possible, comme le recommande Greig Smith, (1) et en s'assurant conscieusement que la moindre partie de l'intestin ne se trouve dépourvue de vaisseaux.

(1) G. Smith. *Abdominal Surgery*. 3e édition. p. 178.

CHAPITRE II

MODES DE RÉUNION.

L'anse intestinale à réséquer étant enlevée, le mésentère suturé, il s'agit de répondre à deux indications :

1° Interrompre toute communication entre la cavité péritonéale et la cavité intestinale ;

2° Rétablir la continuité du tube digestif.

Quels que soient le procédé ou la méthode employés, le mode de réunion qui semble le plus rationnel est celui qui consiste à unir bout à bout les anses de l'intestin divisé, ce qui répond d'un seul coup aux deux indications que nous avons énoncées ; c'est lui que les chirurgiens ont mis à exécution tout d'abord (Ramdohr) et actuellement c'est encore le plus employé (Billroth, Czerny, Hofmokl, en Allemagne ; Bouilly, Barette, en France ; Murphy, en Amérique).

Un autre mode en usage, surtout pour la résection de l'anse iléo-colique, est l'entérorrhaphie par implantation latérale qui a été pratiquée le plus souvent par des partisans de l'entérorrhaphie terminale mis dans l'impossibilité de pratiquer cette dernière ; il consiste à fermer l'un des bouts en cul-de-sac, et à pratiquer sur le bord convexe de l'anse ainsi fermée une incision qui est unie à la fente terminale de l'autre bout.

Enfin quelques chirurgiens, Senn, Abbe, en Amérique, Von Hacker, Braun, en Allemagne, après avoir réséqué l'anse malade, suturent les deux bouts de l'intestin en cul-de-sac, pratiquent ensuite une incision sur le bord convexe des deux anses ainsi fermées et unissent les lèvres correspondantes de ces deux incisions.

Quelle est la valeur respective de chacun des modes de réunion que nous venons d'énumérer ?

A première vue, l'entérorraphie ou plutôt l'anastomose termino-terminale paraît de beaucoup la plus rationnelle. Du même coup on ferme l'intestin et on en rétablit la continuité. Le canal digestif se trouve dans des conditions à peu près analogues à celles où il se trouvait avant la résection. Cependant, quelques objections peuvent être faites à l'anastomose termino-terminale:

1° Le calibre de l'intestin au niveau de l'anastomose est rétréci par rapport à celui des segments sus et sous-anastomotiques, surtout si l'on exécute l'entérorraphie par la méthode des sutures qui crée des valvules.

2° Si l'on opère chez l'enfant où l'intestin est étroit, on crée une cicatrice inextensible, tandis que le calibre du reste du tube digestif devient plus considérable.

3° L'anastomose termino-terminale nécessite l'excision d'une partie de mésentère, ce qui complique un peu l'opération et expose au sphacèle.

4° L'entérorraphie circulaire est une opération difficile

à exécuter par le procédé des sutures, et on éprouve des difficultés surtout au niveau de l'insertion mésentérique. C'est là en effet que le plus souvent débute l'infection, lorsque cet accident survient au niveau des sutures.

5° Une autre difficulté de l'anastomose termino-terminale vient (et c'est parfois le cas au niveau de l'anse iléo-colique) de l'absence de séreuse sur la paroi postérieure de l'intestin, ce qui est une mauvaise condition pour la suture.

6° Lorsqu'on intervient pour un cancer ou une tuberculose de l'intestin on peut se trouver en présence (c'est le cas le plus fréquent) de néoplasie siégeant sur l'anse iléo-colique. Dans ces cas on est obligé de réséquer le cæcum et une partie de l'iléon; il faudra unir le bout supérieur formé par la terminaison de l'iléon avec le bout inférieur représenté par le côlon ascendant.

Dans cette région on doit donc anastomoser deux anses qui *anatomiquement* sont inégales. On objectera que le néoplasme amène souvent un rétrécissement avec dilatation de l'intestin dans le bout supérieur et diminution du calibre dans le bout inférieur. C'est là un fait clinique qui est absolument indiscutable, mais cette dilatation sera-t-elle toujours juste suffisante pour égaliser le calibre de l'iléon et du côlon ? Si nous consultons les observations de résection de l'anse iléo-colique, nous voyons que souvent le bout inférieur est d'un calibre plus considérable que celui du bout supérieur, et que parfois, mais plus rarement, la disposition inverse est rencontrée. Baillet (1) a

____

(1) Baillet. *Thèse*, Paris, 1893.

réuni 34 observations de résection de l'anse iléo-colique pour cancer. Sur ces 34 observations on note que le bout supérieur est moins volumineux que l'inférieur dans 7 cas.

Le bout inférieur est moins volumineux que le supérieur dans 4 cas.

Dans un autre cas il est dit que *les deux bouts sont iné-gaux, ce qui rend la suture difficile*.

Au total, sur 34 observations nous en voyons 12 où il est nettement spécifié qu'il y avait inégalité de calibre entre les deux anses à unir. Dans 2 cas seulement il est dit en propres termes que les deux bouts sont sensiblement égaux grâce à la dilatation du bout supérieur. Sur les 22 cas où il n'est pas fait mention de l'état des anses intes-tinales, il en est 6 où l'anus contre nature fut pratiqué et 2 où il y eut apposition latérale. (Il est vrai que ces deux observations sont dues à Senn et à Lowson.) Il est permis de croire que dans quelques-uns de ces cas il y avait différence de calibre, et que la proportion de 1 sur 3 où il y a inégalité cliniquement entre le bout supérieur et l'in-férieur est de beaucoup au-dessous de la vérité.

Si la néoplasie siége sur l'intestin grêle, elle amène rapidement le rétrécissement du calibre de l'intestin (beaucoup plus qu'au niveau du cæcum) et la dilatation du bout supérieur. Là encore nous nous trouvons souvent en présence de deux anses de volume inégal.

Si l'on intervient pour anus contre nature, on trouve encore souvent de la dilatation du bout supérieur et sur-tout du rétrécissement de l'inférieur. — Dans tous ces cas il faut faire des plissements, des sutures supplémentaires, qui rendent l'opération plus laborieuse et multiplient des chances d'infection et de schock.

Ce sont ces difficultés et principalement celles venues de la différence de calibre des deux bouts qui ont conduit des chirurgiens à pratiquer l'entérorraphie par anastomose termino-latérale (Kœnig, Billroth, Parkhill, Colley). Cette méthode a été surtout appliquée au niveau de l'anse iléo-colique. C'est souvent un pis-aller, et certains opérateurs comme Billroth ne l'ont pratiquée qu'exceptionnellement. On a reproché à ce mode de réunion la longueur de l'opération, sa difficulté. L'intervention est, il est vrai, un peu allongée par cette fermeture du bout le plus large en cæcum, mais les sutures nécessitées par cette pratique se font avec rapidité et sont extrêmement faciles à exécuter. Si l'implantation termino-latérale n'avait d'autre inconvénient, celui-ci ne pourrait la faire condamner, mais d'autre part, l'union du bout proximal sectionné perpendiculairement à son axe avec la fente longitudinale du bout distal, offre autant de difficultés que l'anastomose termino-terminale, même avec le procédé d'invagination employé par Colley (1) qui de plus offre l'inconvénient d'invaginer un petit intestin dans un grand, ce qui peut être un danger par continuation de l'invagination.

On a reproché également à l'anastomose termino-latérale de reproduire un cæcum où les matières peuvent s'accumuler, ce qui aurait des inconvénients! En réalité ces culs-de-sac communiquant largement avec le reste du canal alimentaire se vident facilement et n'offrent aucun

____

(1) COLLEY. *Guy's Hospital Report*, t. XLVIII, p. 259.

danger et d'ailleurs nous pensons que ce cul-de-sac s'atrophie à la longue. Chez un chien auquel nous avions pratiqué une résection avec anastomose par approximation latérale, nous avons trouvé une atrophie très marquée des deux culs-de-sac au bout de 2 mois.

Quant à la méthode de l'anastomose latéro-latérale, au premier abord elle semble très compliquée, très longue, et bien des chirurgiens la repoussent complètement.

Nous ne répéterons pas ce que nous avons dit à propos des culs-de-sac qu'elle laisse après son accomplissement.

Murphy, qui attaque vivement l'anastomose par apposition latérale, lui reproche surtout de demander un temps et un travail énormes. Pour exécuter par la méthode des sutures l'anastomose par apposition après résection avec 2 rangées de sutures, en admettant que chaque rang de sutures demande 25 millimètres, il faut exécuter environ 10 centimètres de sutures rien que pour la fermeture des deux bouts ; après, il faut encore faire des points pour unir les deux orifices latéraux, ce qui demande un temps considérable.

Il est évident que si l'on se place au point de vue des sutures nécessitées, celles-ci sont très nombreuses, mais si l'on envisage le temps nécessaire pour les pratiquer, on voit qu'il ne faut peut-être pas beaucoup plus de temps pour accomplir une résection avec anastomose latérale qu'une entérorraphie circulaire. La fermeture des culs-de-sac se fait avec une grande rapidité et une grande facilité. On peut faire au besoin une première suture en bourse, invaginer le moignon ainsi produit et faire par-dessus quelques points de Lembert.

On a aussi reproché à l'entérorraphie latérale de donner lieu à un rétrécissement au niveau de l'anastomose. En réalité c'est là une vaine critique, et les observations où la lumière de l'intestin au niveau de l'anastomose fut trouvée plus considérable que celui du bouton sont plus nombreuses que celles où le rétrécissement appréciable fut noté. Dans le cas de Davis, 7 mois et demi après l'opération, le calibre de l'intestin était de 1/5 plus considérable que celui du bouton. Dans un cas de Murphy, il y avait augmentation de 1 pouce et demi. Dans celui de Morton, au bout de 3 mois et demi, il y avait bien rétraction de la cicatrice, mais par greffe néoplasique. Quant aux cas de Keem et de Parkhill il y avait eu « End to side approximation » et non « Side to side ».

Il n'y a pas dans l'anastomose latérale à faire les sutures si délicates de la région mésentérique ; pas de danger de nécrose ou de fissure de ce côté. Avec l'entérorraphie circulaire, il faut pratiquer une résection cunéiforme du mésentère, ce qui demande du temps si l'on veut être sûr de ne pas laisser la moindre partie d'intestin dépourvue de son méso.

Avec l'approximation latérale on peut pratiquer la résection, même si l'une des anses intestinales est difficile à libérer.

L'orifice anastomotique peut avoir des dimensions plus considérables que celui de l'anastomose terminale (surtout si l'on emploie la méthode des sutures ou celle des plaques résorbables).

Enfin il n'y a aucune difficulté à anastomoser deux anses intestinales d'un volume même très inégal.

En résumé, nous dirons que la réunion par approximation latérale est la méthode de choix ;

1° Elle ne demande pas plus de temps que l'entérorraphie circulaire.

2° Elle permet de faire des anastomoses plus larges que les autres méthodes.

3° Elle est plus facile et moins dangereuse.

CHAPITRE III

RÉUNION PAR LA MÉTHODE DES SUTURES.

Nous venons de voir que la résection proprement dite
étant faite, il existe 3 modes de réunion des deux bouts.

L'anastomose termino-terminale ou bout à bout.

L'anastomose termino-latérale ou par implantation terminale.

L'anastomose latéro-latérale, apposition latérale, entérorraphie par anastomose qui est l'opération de choix.

Quel que soit le mode préféré on peut employer pour
cette réunion 3 méthodes. Celle des sutures, celle des
substances résorbables, enfin les boutons anastomotiques
non résorbables.

De ces trois méthodes la suture est la plus ancienne,
aussi commencerons-nous l'exposé des procédés par ceux
qui ont pour base la suture.

Quel que soit le procédé employé il y a des règles for-
mulées par Greig Smith (1), et qu'il est absolument nécessaire de connaître avant d'entreprendre une suture intestinale :

---

(1) G. SMITH. Abdominal Surgery. (3ᵉ édition, p. 479).

1° Il faut que celle-ci assure et maintienne une occlusion parfaite de la plaie dans toute son étendue. La moindre imperfection dans l'affrontement laisserait échapper le contenu de l'intestin.

Il est absolument nécessaire que les points soient régulièrement espacés, et qu'il n'y ait jamais entre deux points un écart suffisant pour permettre l'issue de liquides ou de gaz hors de l'intestin;

2° Les sutures ne seront pas faites avec des matières irritantes.

Les matières non irritantes sont les matières aseptiques, — Greig Smith préconise la soie de Chine, — nous nous rangeons complètement à son avis pour les raisons que nous allons exposer tout à l'heure;

3° Aucune suture traversant la séreuse ne doit traverser aussi la muqueuse; sinon les liquides septiques peuvent filtrer à travers l'orifice ou le long des parois du fil. (Nous verrons cependant que certains procédés, tels que celui de Maunsell, emploient des sutures perforantes).

Toute suture intéressant la muqueuse doit autant que possible être nouée dans la lumière du tube digestif. Si elle vient à suppurer, le pus se fait jour dans l'intérieur de l'intestin;

4° La suture doit être exécutée avec rapidité.

Plusieurs sortes de fils ont été préconisés pour la suture. Les uns, avec Hagedorn, Kuester, Langenbeck, préfèrent le catgut. D'autres (Wiggin), le crin de cheval. Nous pensons que la soie est ce qu'il vaut mieux employer. Nous avons fait l'autopsie de chiens sur lesquels nous avions pratiqué des sutures intestinales. Au bout de deux mois nous n'avons plus trouvé trace de ces soies qui s'étaient éliminées par l'intestin.

Dans des autopsies faites à une époque plus rapprochée de l'opération nous avons vu quelques fils faisant saillie dans la cavité intestinale et en voie d'élimination.

Le catgut a l'avantage de se résorber, mais il est d'une stérilisation difficile, et d'ailleurs bien des procédés le rendent d'une résorption très longue. Notre collègue Wintrebert nous a dit avoir assisté à l'autopsie d'une malade de M. Bazy, à laquelle une opération sur le rein avait été faite 8 mois auparavant. Aucun des fils de catgut (préparés au formol) ne s'était résorbé.

La soie se stérilise facilement par une ébullition de 20 à 25 minutes, mais il est bon de ne la faire bouillir qu'une fois et au dernier moment, des ébullitions répétées la rendant cassante). Elle est d'un maniement plus commode que le catgut, et comme à la longue, dans les opérations sur l'intestin, elle finit par disparaître complètement de l'organisme, c'est à elle que vont toutes nos préférences.

Entérorraphie circulaire. — La description de l'entérorraphie circulaire classique a été donnée par Bouilly et Assaky [1], auxquels nous nous permettrons d'emprunter ce qui suit :

« Le premier point de suture intestinale, le plus élevé, est placé tout près de la nouvelle insertion mésentérique ; immé-

---

[1] Bouilly et Assaky. *Revue chirurg.*, 1883. p. 362-540.

diatement après, le deuxième fil est placé au point diamétralement opposé qui deviendra le bord convexe de l'intestin. Ces deux fils ainsi placés et noués maintiennent d'emblée les bouts intestinaux dans les positions qu'ils doivent occuper et facilitent beaucoup le placement des autres fils, sans qu'on ait à se préoccuper de la nouvelle direction à donner aux bouts réséqués, déjà grossièrement affrontés dans une bonne position. Les autres fils seront successivement placés en procédant du bord concave vers le bord convexe, c'est-à-dire de haut en bas. Pour aborder la partie postérieure il est nécessaire de relever l'anse, déjà suturée en avant. Le placement des fils de la rangée postérieure est surtout difficile en haut près de l'insertion mésentérique, et cependant l'opérateur doit particulièrement soigner la suture à ce niveau, car un écoulement stercoral se produisant en ce point, aurait plus de chance de se vider dans la cavité péritonéale que par une ouverture de la partie convexe.

« Chaque fil doit être noué dès qu'il est placé. Sans cette précaution, on juge mal du nombre des fils nécessaires, et l'on embrouille leurs extrémités.

« Le nombre des points de suture doit être considérable, en moyenne de 20 à 30. Les fils doivent être très rapprochés, car des points séparés par un intervalle de 2 à 3 millimètres dans l'état de contraction, de collapsus de l'intestin, sont bientôt espacés de 6 millimètres et davantage, quand arrive le météorisme qui accompagne toujours, ne serait-ce que d'une façon temporaire, toute opération intra-péritonéale ».

Quelques auteurs, tels que Bier(1), Boiffin, font une seule rangée de sutures de Lembert, mais nous pensons qu'il est

____

(1) Bier. *Arch. für Klin. chirurg.*, XLIX, p. 739.

bon d'assurer cette première ligne de sutures par une deuxième séro-séreuse (Czerny) en prenant soin de ne pas la placer trop loin de la première, de façon à ne pas rebrousser en dedans une trop grande quantité de paroi intestinale, ce qui créerait une valvule par trop considérable. C'est du reste la conduite tenue par la plupart des chirurgiens qui pratiquent l'entérorraphie circulaire.

Lorsque le diamètre des deux bouts de l'intestin est différent, la suture telle que nous venons de la décrire est impossible, aussi a-t-on imaginé plusieurs procédés pour rétrécir l'orifice le plus considérable. On peut, à l'exemple de Czerny (1) et de Doyen (2), commencer sur le gros intestin une série de sutures comme si on voulait en pratiquer l'occlusion, puis aboucher l'intestin grêle dans la fente qu'on a laissée sur ce gros intestin. Cette suture est longue et très difficile à exécuter si l'on ne veut pas laisser de points mal fermés.

Hofmokl (3), après entérectomie pour néoplasme du cæcum, pour égaliser le diamètre de l'iléon et du côlon, a pratiqué une résection triangulaire de la paroi du gros intestin.

Madelung et Rydygier sectionnent obliquement l'intestin grêle aux dépens de sa face convexe de façon à en augmenter le plus possible sa périphérie. Si l'on tient absolument à exécuter l'entérorraphie circulaire, c'est le meilleur procédé, mais il n'est pas toujours possible de

---

(1) Czerny, *Beitrage für Klin. chir.*, 1892, p. 661.
(2) Doyen. *Chirurgie de l'estomac et de l'intestin*, p. 411.
(3) Hofmokl. *Wiener Med. Presse*, avril 1885, p. 746.

donner à l'iléon un diamètre égal à celui du côlon, même en usant de l'artifice préconisé par Madelung.

A côté de l'entérorraphie avec sutures de Czerny Lembert, il existe d'autres procédés qui varient par des modifications d'une importance toute relative. Sutures de Gély en piqué, du pelletier, d'Apolito, etc.

Certains chirurgiens préfèrent la suture de Gussenbauer qui donne pour ainsi dire une suture à deux étages et s'exécute rapidement. Elle est à rejeter, le même fil traversant à la fois la muqueuse et la séreuse, peut s'infecter dans son trajet le plus interne, où il est en contact avec les liquides intestinaux.

Greig Smith (1) a décrit un procédé de suture circulaire de l'intestin qui facilite cette opération : sur le bord opposé à l'insertion mésentérique, on place deux points de suture « en capiton » à quelques millimètres de la tranche de l'intestin et sur la ligne suivant laquelle vont être passées les sutures de Lembert ; les deux fils de chaque côté sont pincés ensemble entre les mors d'une pince à forcipressure, et un aide exerce sur elles des tractions douces et continues qui déterminent la formation d'un léger pli, suivant une ligne perpendiculaire à l'axe de l'intestin et passant par les fils. C'est le long de ce pli qu'il faudra passer les sutures qui sont faites à points séparés.

La suture continue préconisée par Doyen, Chaput, donne un excellent affrontement ; elle s'exécute rapidement, mais elle a un grave inconvénient : c'est qu'on est à la

---

(1) Greig Smith. *Loco citato*, p. 484.

merci d'un seul fil, qui mal lié ou mal serré, peut donner une désunion complète de la suture. On peut l'employer pour faire une des rangées de sutures à la condition de renforcer celle-ci par une ligne à points séparés ; une bonne précaution est d'arrêter la suture continue tous les 4 ou 5 points ou en l'exécutant à la Doyen.

Quelques chirurgiens, Doyen, Chaput, recommandent la suture à 3 étages comme donnant seule des garanties convenables au point de vue de la fermeture et de l'hémostase. Ces raisons sont évidemment excellentes lorsqu'il s'agit d'apposition latérale, mais lorsqu'on exécute une entérorraphie circulaire sur l'intestin grêle, la suture à 3 étages a un grave inconvénient : la formation d'une valvule assez haute pouvant obstruer en partie le calibre de l'intestin.

Procédé de Kümmer (1). — C'est pour répondre à cette objection que Kümmer a imaginé son procédé de résection sous-muqueuse de l'intestin ou procédé à manchette musculo-péritonéale. Kümmer a vu qu'on pouvait assez facilement décoller la muqueuse de la tunique musculaire de l'intestin dont elle est séparée par la sous-muqueuse. Son procédé consiste à relever sur chaque bout de l'intestin une manchette musculo-péritonéale préalablement décollée des tuniques sous-jacentes absolument comme on relève la peau dans une amputation circulaire à manchette (1 fig. 3).

---

(1) Kümmer. 20e Congrès des chirurgiens allemands (*Verhandlungen der Deutschen. Gesellschaft für chir.*), 1891, p. 121.

Ceci fait, on sectionne la muqueuse au niveau du rebroussement. On fait une suture muqueuse à points séparés (2 fig. 3) et les manchettes musculo-péritonéales sont rabattues et suturées (3 fig. 3).

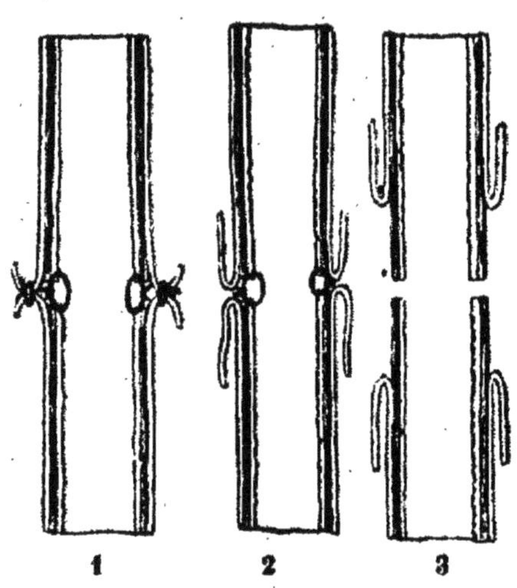

Fig. 3. — Procédé de Kümmer.

1. Relèvement de la manchette péritonéale. 2. Sutures muco-muqueuses. 3. Sutures séro-séreuses.

De cette façon il n'existe, comme on peut s'en rendre compte sur la figure 3, aucun repli valvulaire.

Nous n'avons pas rencontré d'observation de résection par le procédé de Kümmer qui, bien que très rationnel, est d'une exécution assez longue et difficile. Les résultats de l'expérimentation sur le chien sont paraît-il, fort satisfaisants.

Procédé de Rogers. — Rogers (1) a décrit une mé-

***

(1) Rogers. *British Med. Journ.*, 11 avril 1896, p. 903.

thode un peu analogue qui consiste à retourner la tunique
péritonéale d'un des bouts et à suturer la tunique musculaire ainsi exposée à la tunique péritonéale de l'autre
bout. On retourne ensuite la portion réfléchie du péritoine sur le premier rang de sutures qui est ainsi complètement enterré. Les deux tuniques péritonéales sont unies
face superficielle de l'une contre face profonde du bout
réfléchi, il y a ainsi double union séro-fibreuse qui donne

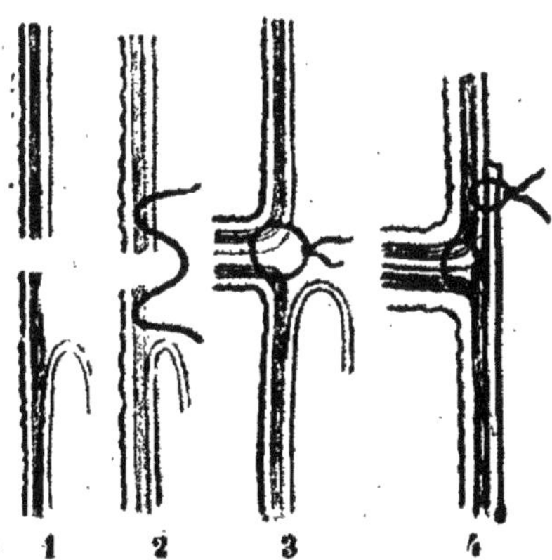

Fig. 4. — Procédé de Rogers.

1. Relèvement de la manchette péritonéale. — 2. Suture séro-musculaire (passage du fil).
3. Suture séro-musculaire (le fil est lié). — 4. Suture séro-séreuse.

lieu à une cicatrisation rapide et solide. Les sutures les
plus internes sont passées à travers la tunique musculaire d'un bout et les tuniques musculaire et péritonéale
de l'autre. Quant aux points superficiels ils ne compren-
nent que les tuniques péritonéales (Voy. fig. 4).

Ce procédé a sur le précédent un désavantage, c'est la
formation d'une valvule. D'après son auteur, sa supério-
rité sur les autres modes de suture serait la rapidité avec
laquelle on peut l'exécuter, la possibilité de faire une

entérectomie sans instrumentation spéciale, enfin et surtout la fermeté de l'union qui est plus solide (d'après Smith, Rogers, lorsqu'il y a double suture séro-fibreuse). Nous ajouterons qu'au niveau du mésentère il n'y a pas de point faible. Expérimenté une fois sur l'homme, ce procédé a donné une guérison.

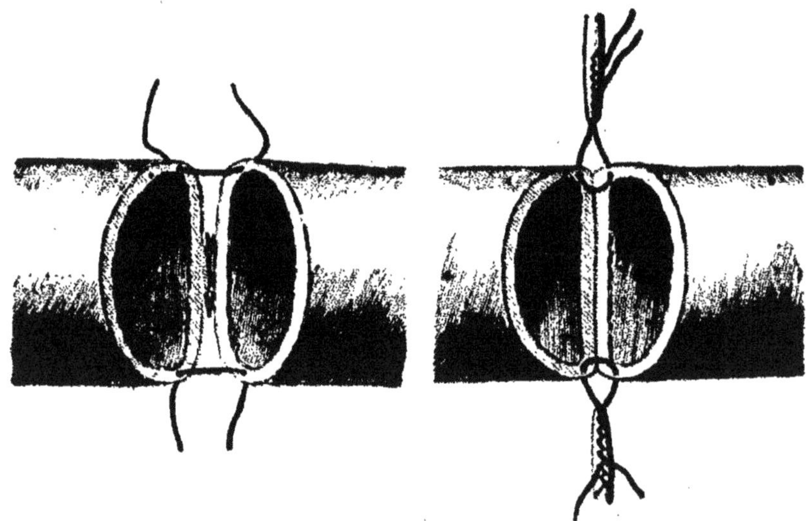

Fig. 5. — Procédé de Jaboulay et Briau.

A. Mise en place des fils de suspension. — B. Une traction légère sur les fils de suspension rapproche les lèvres postérieures et fait bâiller les antérieures.

Procédé de *Jaboulay et Briau* (1). — Pour remédier à la difficulté de maniement des parois intestinales, Jaboulay et Briau ont expérimenté sur le chien le procédé suivant : « Deux fils séro-musculaires sont passés de part en part entre l'insertion mésentérique et le pôle

____

(1) Jaboulay et Briau, *Lyon Méd.*, 19 avril 1896, p. 530.

opposé de l'intestin, mais plus près de ce dernier point (A fig. 5) et un peu en arrière de lui.

Ces deux fils qu'on ne noue pas, mais qu'un aide saisit entre les mors d'une pince hémostatique, par suite de la traction légère en sens contraire qu'on leur impose, étirent les bords qu'il s'agit de suturer et les divisent en deux portions. D'après B figure 5, on voit que le travail de l'opérateur se trouve singulièrement facilité, les lèvres de

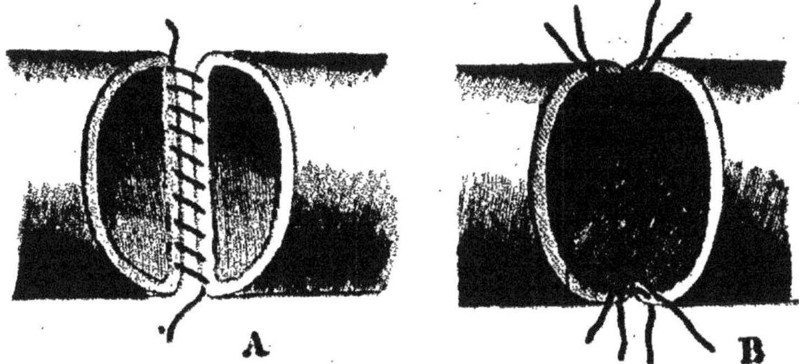

Fig. 6. — Procédé de Jaboulay et Briau.
A. Surjet séro-séreux postérieur. — B. Surjet muco-muqueux postérieur.

la portion postérieure des deux sections intestinales en présence étant plus courtes, se trouvent naturellement accolées, et adaptées tandis que les lèvres de la portion antérieure, plus longues, baillent et laissent toute facilité pour parvenir jusqu'aux premières.

Le deuxième temps consiste à suturer les lèvres postérieures par un double surjet aller et retour, le surjet aller est séro-musculaire, le surjet retour réunit la muqueuse à la muqueuse (B fig. 6).

Dans le troisième temps on suturera les lèvres antérieures par un autre double surjet dont l'aller est muco-muqueux et le retour séro-musculaire, il ne restera plus qu'à nouer les fils tenseurs, leur point d'attache se trouvera intéressé par les extrémités des deux surjets décrits. »

Ce procédé de suture a été expérimenté sur deux chiens avec plein succès. Au bout de 15 jours les chiens furent sacrifiés, la suture était en très bon état.

Le procédé de Jaboulay et Briau présente un gros inconvénient : le fil du second surjet peut se souiller au passage de la muqueuse, ce qui peut infecter le péritoine avec lequel il se trouve en contact, néanmoins il paraît relativement facile et rapide, puisque la suture, non compris l'accolement mésentérique ne demande pas 10 minutes.

Procédé de Maunsell. — Le procédé de Maunsell fait arriver aux entérorraphies circulaires avec invagination. Nous ne décrirons pas ici le clampage intestinal employé par Maunsell et nous nous contenterons d'exposer sa méthode telle qu'elle a été décrite par Maunsell lui-même(1) par Boyd(2), Wiggin(3), etc.

Maunsell est parti de ce fait que : « Lorsque la nature accomplit avec succès une entérectomie elle invagine la portion supérieure dans l'inférieure, et unit les surfaces péritonéales autour du collet de l'invagination. Lorsque

---

(1) MAUNSELL. *The american journ. of the med. sciences*, mars 1892, p 245.

(2) BOYD. *Medico chirurg. transact*, t. LXXVI. p. 345.

(3) WIGGIN. *N.-York Med. Journ.*, 20 janvier 1895. p. 68.

celles-ci sont adhérentes la portion invaginée peut s'éli-
miner ». Aussi Maunsell unit-il les deux bouts de l'intestin
en accolant les séreuses absolument comme cela existe
dans l'invagination, puis fait ses sutures à l'intérieur « à
l'instar des tailleurs et des couturières ».

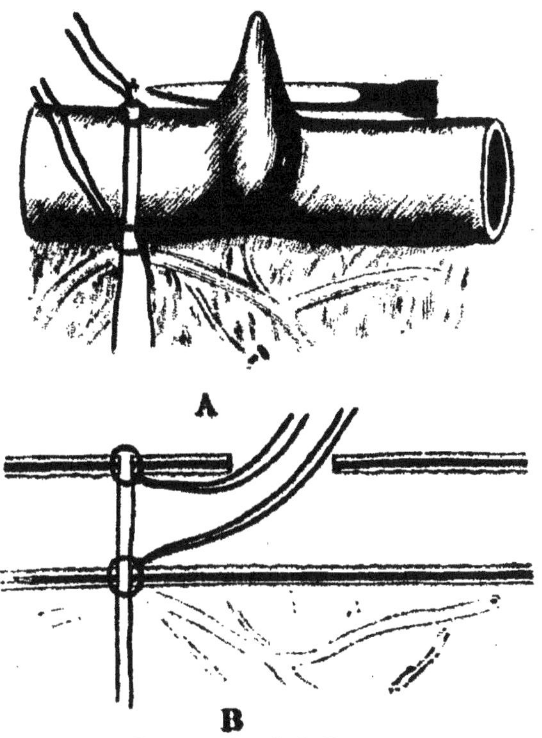

FIG. 7. — Procédé de Maunsell.

A. Section longitudinale de l'intestin au-dessus de la section transversale. — B. Passage des fils suspenseurs par la fente longitudinale.

La portion malade d'intestin étant excisée, on place
deux sutures comprenant toutes les couches de l'intestin ;
l'une est placée près du mésentère, l'autre au point dia-

métralement opposé. Les fils sont liés à l'intérieur de l'intestin. Ils ont une importance très grande; ils assurent le revêtement complet de l'insertion mésentérique des deux segments par une surface péritonéale (revêtement fort difficile à obtenir par le procédé ordinaire d'entérorraphie circulaire).

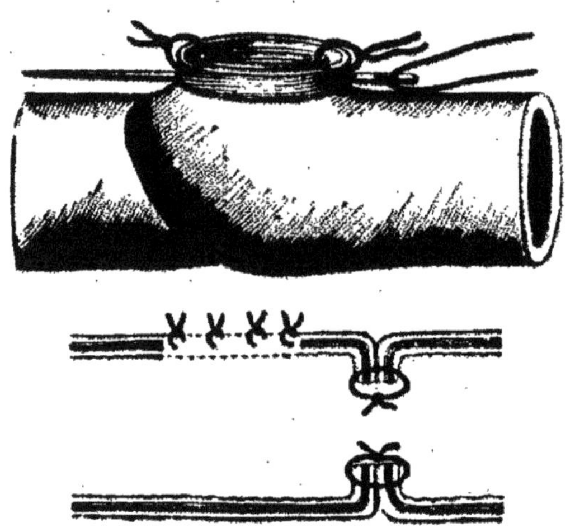

Fig. 8. — **Procédé de Maunsell.** Exécution des sutures.

Par erreur dans la partie inférieure de la figure, la fente longitudinale a été représentée sur le bout inférieur.

Ces sutures liées ne sont pas coupées; on pratique à ce moment sur le bout le plus dilaté (généralement le supérieur) une ouverture de 30 millimètres, à une distance de 3 centimètres à 7 centimètres de la surface de section (A fig. 7). A travers cette ouverture, on introduit une pince qui va saisir successivement les chefs des 2 fils qui réunissent les deux bouts de l'intestin (B fig. 7). Par traction sur ces fils, on attire dans l'ouverture les deux extrémités de l'intestin en l'invaginant. Les fils sont confiés à un aide ; le chirurgien, d'une longue et fine aiguille armée d'un crin de cheval ou de très fin crin de Florence, traverse deux pôles opposés du segment formé par l'accolement des bouts supérieur et inférieur invaginés (A fig. 8).

On accroche ensuite toutes ces sutures par le milieu de l'anse invaginée, on divise les fils à leur partie moyenne, et on lie séparément de chaque côté ; de cette façon en 10 coups d'aiguille on fait 20 sutures. — Les deux fils temporaires sont coupés aussi courts que possible, on imprègne la suture avec le mélange de Woelfler (alcool glycérine et colophane) on saupoudre d'iodoforme, puis les lèvres de la fente longitudinale sont retournées à l'intérieur de l'intestin, une suture continue séro-séreuse la ferme et on badigeonne la ligne des points par le mélange de Woelfler.

L'opération est simple, facile, rapide, mais toutes les sutures sont perforantes, ce qui expose à la filtration des liquides intestinaux. Rien de plus simple du reste que d'ajouter une rangée de sutures séro-séreuses ainsi que l'a fait Cripps.

Ainsi modifié, ce procédé n'encourt qu'un seul reproche, c'est la nécessité de pratiquer une fente longitudinale qui demande quelques points de suture pouvant rétrécir légèrement le calibre de l'intestin. — Malgré ce léger inconvénient, on comprend difficilement qu'il n'ait pas eu plus de succès. Nous n'avons trouvé que 12 observations toutes d'origine anglaise, belge ou américaine.

Aucune observation que nous sachions n'a été publiée en France.

Suture par invagination et abrasion. — M. Chaput(1) a décrit un procédé d'entérorraphie circulaire par invagination et abrasion. Dans ce procédé, on commence

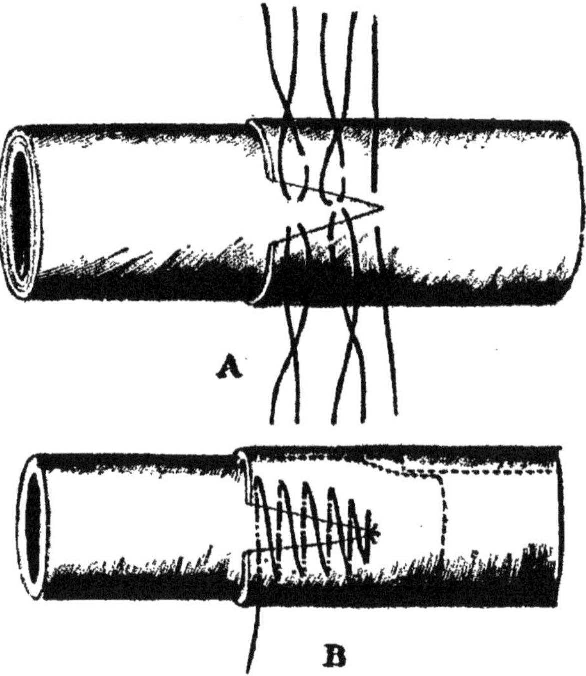

Fig. 9. — Suture par invagination et abrasion.
A. Sutures unissant les bords de la fente du bout inférieur à la paroi du bout supérieur. — B. Sutures rétrécissant la fente lorsque le bout inférieur est trop large.

par abraser la muqueuse du bout inférieur à l'aide d'une curette tranchante, puis on exécute deux fentes latérales sur ce bout. Ces fentes qui mesurent 1 centimètre 1/2

____

(1) Chaput. *Bulletin Soc. anat.*, juin 1894, p. 387.

passent à égale distance du mésentère et du bord convexe
de l'intestin. On invagine le bout proximal dans le bout
distal en ayant soin d'invaginer en même temps le mésentère correspondant. Des sutures séro-séreuses sont
ensuite disposées de la façon suivante : chaque fil traverse
un des bords de la fente, puis la séreuse du bout proximal
et on le lie enfin comme le montre la figure 9.

Au sommet du V on passe un fil transversal traversant
une des lèvres, la paroi du bout supérieur et la lèvre
opposée.

Si le bout inférieur est trop large, rien n'est plus facile
que de faire une excision triangulaire au lieu d'une simple
fente ; en outre on doit passer tous les fils comme dans
(B fig. 9), afin d'obtenir une réunion linéaire.

Sur 6 entérectomies pratiquées par cette méthode sur
le chien, M. Chaput a obtenu 6 succès.

***Entérorraphie circulaire par double invagina-
tion.*** — Doyen (1) a décrit un procédé d'entérorraphie circulaire employé par lui dans un cas de résection du cæcum
et qui lui a donné un beau succès. On retourne le bout
supérieur sur une longueur de 2 à 3 centimètres, et on
fixe les séreuses par 2 ou 3 points de suture, puis on introduit ce bout supérieur ainsi préparé dans l'inférieur
(B fig. 10. Au surjet à points passés on réunit circulairement
toutes les tuniques des deux bouts. On pousse l'anse
supérieure dans l'anse inférieure, ce qui invagine cette
dernière. On touche avec un antiseptique les surfaces

____

(1) Doyen. Chirurgie de l'estomac et de l'intestin, p. 404.

séreuses et une deuxième rangée de sutures ne comprenant que les séreuses est pratiquée. — On recommence une seconde fois la même manœuvre ; une troisième rangée séro-séreuse est appliquée et on termine l'opération par quelques points unissant le mésentère.

D'une façon générale toutes les sutures circulaires présentent un gros inconvénient : le rétrécissement de l'intestin au niveau de l'anastomose. De plus (et ce reproche

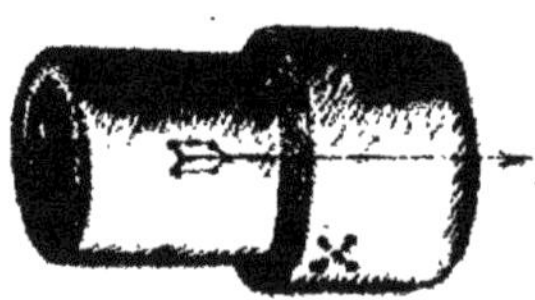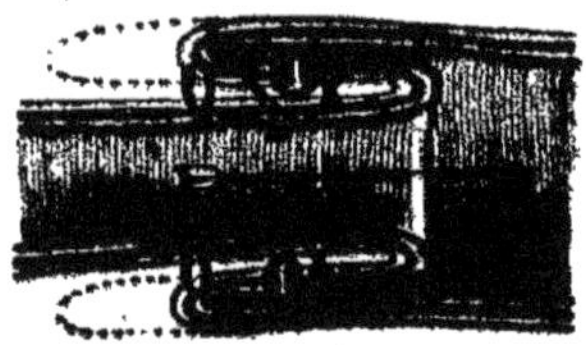

Fig. 10. — Entérorraphie circulaire par double invagination.

s'adresse surtout et presque exclusivement aux sutures circulaires avec invagination), on observe quelquefois la continuation de l'invagination qui peut alors s'accompagner d'accidents analogues à ceux de l'intussusception primitive (Robinson)(1).

Suture circulaire avec fente. — Pour parer à tous ces inconvénients, M. Chaput(2) a imaginé son procédé de suture circulaire avec fente dans lequel les deux bouts de l'intestin sont agrandis par une fente longitudinale de 3 centimètres.

On pratique d'abord une rangée de sutures muco-mu-

<hr>

(1) Robinson. *Annals of Surgery.* 1891, p. 80.
(2) Chaput. *Thérap. chirurg. de l'intestin.* Paris, 1898, p. 210.

queuses sur la demi-circonférence postérieure, le premier
point étant fait au niveau du bord mésentérique, le second
sur le bord convexe. Ces points sont espacés de 4 millimètres environ. Ceci fait, on exécute une fente de 3 centimètres à égale distance entre le bord convexe et le bord
mésentérique sur la demi-circonférence antérieure, puis
on excise la partie exubérante des 4 lambeaux de façon à
faire une fente de forme losangique. Suture muco-muqueuse des bords de ce losange en unissant les bords
correspondants des deux bouts de l'intestin. Par-dessus
cette première rangée muco-muqueuse, deux étages séro-
séreux séparés par un intervalle de 3 à 4 millimètres.

Entérorraphie longitudinale de Chaput. — Un
autre procédé également dû à M. Chaput (1) consiste à placer
parallèlement les deux bouts de l'intestin, mésentère
contre mésentère, et à les suturer l'un à l'autre dans cette
position. A 2 centimètres et demi de l'insertion mésentérique, on pratique avec des ciseaux une incision de
6 à 8 centimètres sur chacun des tubes intestinaux. De
cette façon on a 2 fentes, 2 lèvres postérieures, 2 lèvres
antérieures ; on a fait en quelque sorte le travail de l'entérotomie dans l'anus contre nature. Avant de faire ces
incisions on aura pratiqué immédiatement en arrière de
l'endroit présumé de la fente, deux rangées séro-séreuses ;
les deux lèvres postérieures de l'incision sont réunies par
une suture muco-muqueuse. — Une suture muco-muqueuse
réunit également les deux lèvres antérieures. Par-dessus,

----

(1) Chaput. *Loco cital.*, p. 213.

deux rangées séro-séreuses viendront terminer l'anastomose. L'orifice terminal est obturé par un double étage séreux dont quelques fils seront coupés longs de façon à fixer la suture à la plaie et à permettre l'écoulement des matières de ce côté en cas d'insuffisance des sutures.

Ce procédé a été mis à exécution sur le vivant et légèrement modifié par Duchamp (de Saint-Etienne) (1) qui emploie une suture un peu particulière. Sur la lèvre postérieure, il traverse la muqueuse et la séreuse d'une lèvre, puis la séreuse et la muqueuse de l'autre lèvre et fait un nœud dans l'intestin. Sans couper le fil on fait un deuxième point, un deuxième nœud, puis un troisième et un quatrième, jusqu'au dernier. On coupe alors le fil. Il est aisé de se rendre compte que ce procédé est d'une exécution facile et rapide, le fil unique, lié plusieurs fois, donne tout ensemble une grande solidarité et une grande indépendance à la suture. S'il se rompt à un point, comme cette rupture siège entre deux nœuds, le reste du fil ne peut se détacher.

Sur la lèvre antérieure, Duchamp emploie la suture de Lembert ou une suture perforante à points passés. On pourrait, ce nous semble, faire une suture analogue à celle des lèvres postérieures mais ne comprenant que les séreuses.

Trois opérés ont donné à Duchamp une guérison rapide, une guérison après phénomènes d'obstruction dus à ce que la partie inférieure de l'anastomose était dans le canal inguinal, une mort.

---

(1) Thèse Marix. Lyon, 1891.

Notre collègue Beaussenat (1) a eu un beau succès avec ce procédé dans une hernie crurale étranglée.

Les partisans de cette suture invoquent en sa faveur :

1° L'absence de rétrécissement ;

2° La possibilité de faire une anastomose par le même procédé lorsqu'il y a inégalité de calibre entre les deux bouts afférent et efférent ;

3° La possibilité de ménager une fistule de sûreté sans crainte d'anus contre nature, l'anastomose étant largement faite entre les deux bouts.

On a reproché à ce procédé ce fait qu'on reproduit un nouveau cæcum, où peuvent s'accumuler les matières fécales. — A notre connaissance, on n'a pas observé d'accident dû à cette production similicæcale, soit dans l'entérorraphie longitudinale, soit dans les procédés de Braun, Abbe, etc. Un reproche beaucoup plus fondé est celui qui l'accuse d'être une opération longue et un peu compliquée, inapplicable lorsqu'il faut agir rapidement comme c'est malheureusement trop souvent le cas.

Dans tous les procédés que nous venons de décrire, l'anastomose est terminale ou termino-latérale, il en est d'autres où l'anastomose est obtenue en fermant les deux orifices terminaux de l'intestin et en pratiquant une entérorraphie latérale.

Procédé de Connell. — Le procédé de Connell (2) ne nécessite que deux fils pour accomplir l'anastomose. Après résection de la partie malade, on ferme les deux

(1) CHARVOT. *Arch. gén. de médecine*, 1894. t. I, p. 52.
(2) CONNELL. *Journ. of the Americ. med. assoc.*, 19 juillet 1893, p. 251.

bouts en cul-de-sac après invagination, ensuite on pratique sur chacun d'eux, à égale distance du bord mésentérique et du bord convexe, une incision de mêmes dimensions et on les place côte à côte ainsi que l'indique la figure 11. Ils sont maintenus dans cette position par deux fils de suspension qui ne sont pas destinés à rester et qu'on enlèvera lorsque la suture sera faite. Ces fils sont placés ainsi que l'indique la figure ; une première suture est exécutée comme dans la figure 12, puis une deuxième est placée d'une façon analogue sur les autres bords correspondants de l'intestin.

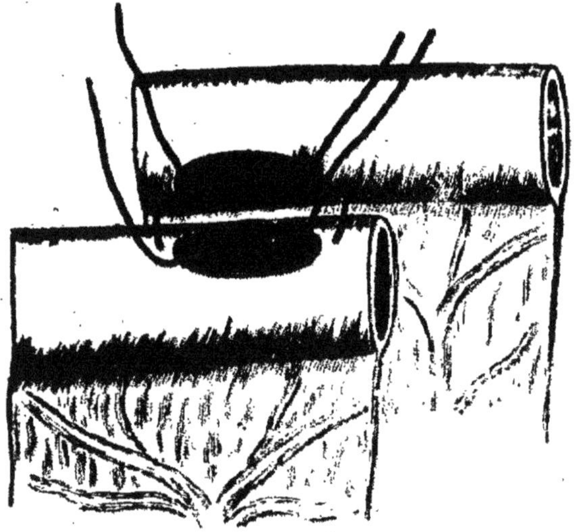

Fig. 11. — Procédé de Connell.
Mise en place des fils de suspension.

On enlève les fils de suspension, on tire sur les fils de suture, puis on les lie. Lorsque les deux nœuds sont liés, on coupe les fils ras.

Procédé d'Halsted. — On peut également, après avoir exécuté l'entérectomie, fermer comme précédemment les deux bouts de l'intestin en cul-de-sac et faire la suture préconisée par Halsted (1).

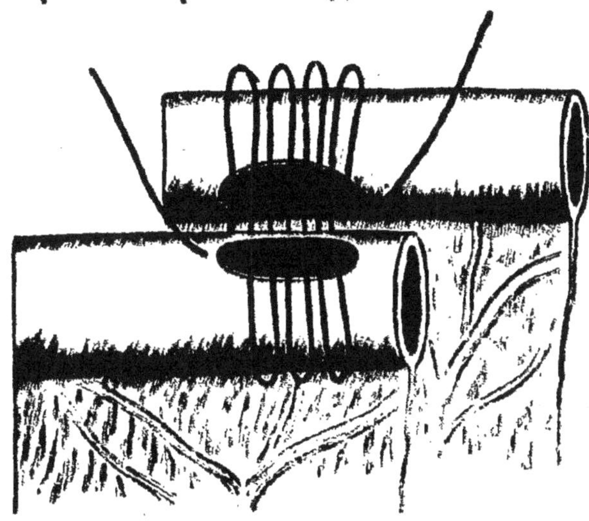

Fig. 12. — Procédé de Connell.
Mise en place du fil saisissant les lèvres postérieures.

La suture d'Halsted est une suture en piqué ou en capiton. Elle s'exécute avec une aiguille de couturière qu'on pousse non entre deux doigts, mais avec la pulpe de l'index qui sent mieux la résistance de la sous-muqueuse que l'on doit prendre dans le fil, la séreuse et la musculeuse étant trop faibles pour soutenir la suture. On exécute d'abord une série de sutures (rangée postérieure), les fils sont noués et coupés. Aux deux extrémités de

(1) Halsted. *Bull. of Johns Hopkin's Hospital*, 1891. p. 1.

l'anastomose future sont placés des fils ainsi que l'indique la figure 13 B. On noue ces fils puis on les coupe (fig. 14 A).

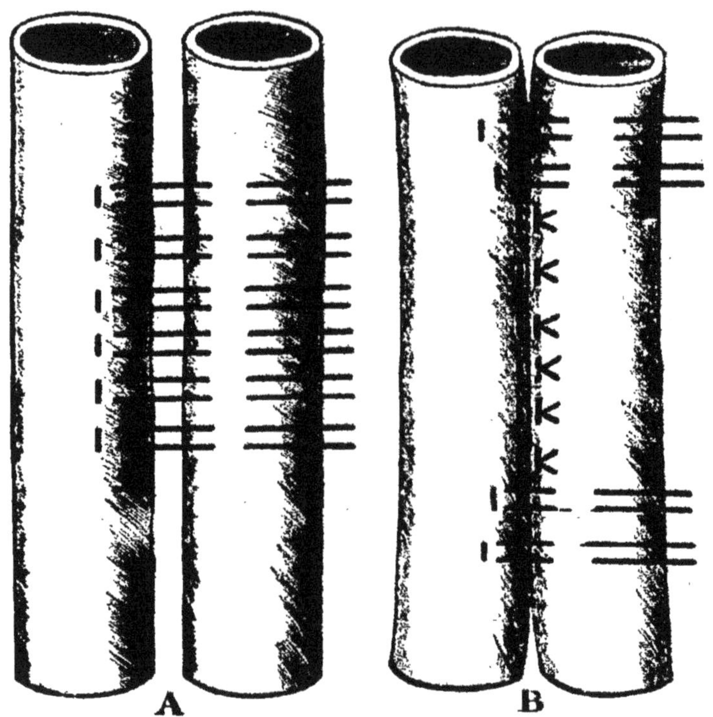

Fig. 13. — Procédé d'Halsted.

A. Les fils de la rangée postérieure sont placés mais non liés. — B. Les fils de la rangée postérieure sont placés et liés, ceux des extrémités sont placés mais non liés.

Une rangée de sutures (rangée antérieure), est placée comme la postérieure, avec cette différence que les fils ne sont pas liés.

On écarte les fils de cette rangée (fig. 14 B) ; on exécute

une fente sur chacun des deux bouts. Des fils traversant toute l'épaisseur de l'intestin sont placés sur les lèvres de l'incision, puis les sutures de la rangée antérieure sont liées, coupées ras et l'intestin réduit. Ce procédé

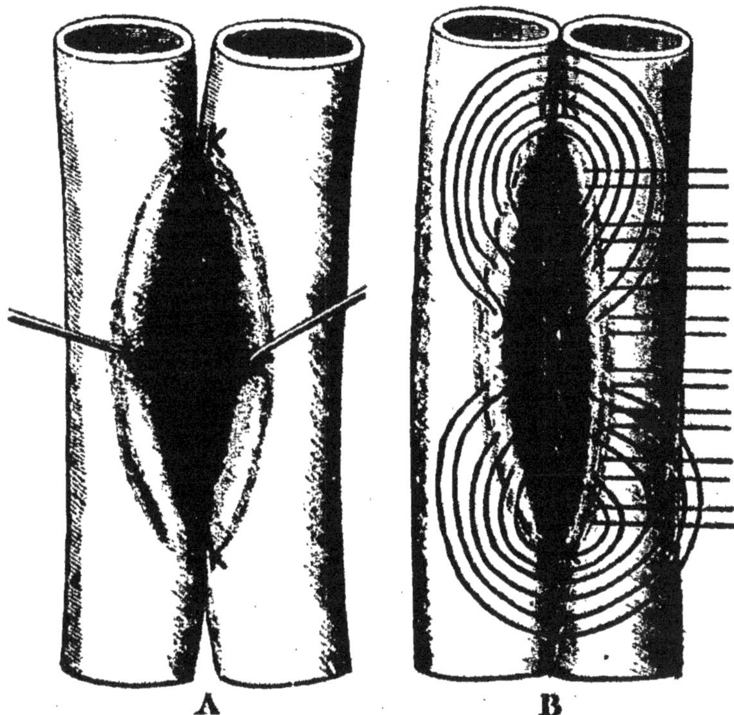

Fig. 14. — Procédé d'Halsted.

A. Les fils des extrémités sont placés et liés. — B. Les fils de la rangée antérieure sont placés et écartés de façon à permettre l'exécution de la fente sur chacun des deux bouts de l'intestin.

est facile à exécuter, il adosse bien les séreuses ; on peut pratiquer une ouverture considérable et on ouvre l'intestin aussi tard que possible. C'est un procédé excellent. Nous l'avons expérimenté sur le chien avec succès.

P. DEROCQUE.   5

CHAPITRE IV

RÉUNION PAR LA MÉTHODE DES SUBSTANCES RÉSORBABLES.

Dès que les chirurgiens ont commencé à faire des sutures sur le tube digestif, ils en ont reconnu les difficultés, et ont bientôt cherché à introduire dans l'intestin des corps d'une élimination ou d'une digestion facile, permettant le passage des matières fécales et facilitant l'union des lèvres de l'intestin. Nous voyons que Guillaume de Saliret (1), vers 1250, condamne déjà l'introduction de cylindres de sureau préconisés par Théodoric : « *Ne escoute pas ceux qui disént que d'avant que de recouldre les boyaulx que l'on y doit mettre une canulle de sambuc ou d'aultre chose dedans le boyau; il vaudrait mieux une partie de boyau de quelque beste, mais cecy ni aultre chose.* » Plus tard on a préconisé une trachée d'oie. — C'est l'origine de la suture des quatre maltres qui plaçaient une trachée artère de veau dans l'intestin, et suturaient la plaie en laissant à la nature le soin de faire disparaître cette trachée.

____

(1) GUILLAUME DE SALICET. *Cyrurgia*. Trad. française. Lyon, 1492.

Sabatier suturait l'intestin sur un tube de carton. Ce procédé a été imaginé à nouveau de nos jours par M. Thiénot (1), qui s'est servi avec « grand avantage », paraît-il, « d'une carte de visite en carton neuf bien glacé enroulée sur le doigt ».

Benjamin Bell plaçait des fils sur l'intestin après introduction d'un cylindre de suif dans le bout supérieur. Milton exécute des sutures sur un tube en gélatine. Depuis quelques mois M. Souligoux (2) préconise l'usage de cylindres en sucre et gomme arabique. L'an dernier Ferraresi (3) a expérimenté des cylindres en pâte de farine.

Tous ces procédés dérivés de la suture des quatre maîtres sont intéressants au point de vue historique, mais ce ne sont que des aides à la suture, non des moyens d'union de l'intestin.

a). — Procédé de Senn.

A Senn (4) revient l'honneur d'avoir le premier cherché scientifiquement l'approximation intestinale par des substances résorbables. Dans son procédé ce sont des substances résorbables qui réunissent les lèvres des orifices à unir. Le chirurgien américain se sert de plaques en os décalcifié ayant une épaisseur de cinq millimètres 1/2. Pour les préparer, on découpe des rondelles dans un fémur ou un tibia de bœuf et on les recoupe de façon à leur donner leur forme définitive. On les plonge dans une solution

---

(1) Thiénot. *Gaz. hôpitaux*, 2 janvier 1896.
(2) Souligoux. *Société anatomique*, 1897.
(3) Ferraresi. *Riforma medica*, 1896, t. I, p. 302.
(4) Senn. *Annals of Surgery*, 1888, t. VII.

d'acide chlorhydrique à 10 pour 100 renouvelée une fois par 24 heures jusqu'à ce que les plaques soient devenues très molles. On les lave alors dans une solution de potasse pour les débarrasser de l'excès d'acide. Au centre de ces plaques on pratique une ouverture, puis on les recoupe de façon à donner à cette ouverture une forme ovalaire d'une longueur de 3 centimètres sur 3/4 centimètre de largeur. Près de ce premier orifice, on pratique 4 trous, aux deux extrémités de deux diamètres perpendiculaires. Par ces trous on fait passer quatre fils dont deux sont armés d'aiguilles. A ce moment les plaques sont prêtes à servir et sont conservées dans un mélange d'alcool, de glycérine et d'eau.

Pour pratiquer une résection de l'intestin par la méthode de Senn, on commence par placer les deux bouts côte à côte en canons de fusil, puis on suture isolément les deux orifices. On fait sur le bord convexe de chaque anse, une incision suffisante pour l'introduction d'une plaque; la paroi intestinale est ensuite traversée de dedans en dehors, à quelques millimètres de la surface de section par les deux fils armés, il ne reste plus qu'à nouer deux à deux les fils de chaque plaque. Senn recommande de scarifier les séreuses avant de placer les fils. De ses expériences, Davis (1) conclut qu'il est préférable de curetter ces séreuses plutôt que de les scarifier. Par précaution il est bon d'ajouter une rangée de sutures séro-séreuses. On appliquera la rangée postérieure avant de lier les fils qui unissent les plaques.

____

(1) Davis. *Times and Register*, janvier 1890, p. 75.

Ce procédé de Senn a eu un très grand succès surtout en Amérique jusqu'à l'apparition du bouton de Murphy. Il offre un avantage très sérieux : la largeur considérable de l'ouverture après la résorption des plaques, largeur qu'on ne peut obtenir qu'avec l'apposition latérale ; mais plusieurs objections lui ont été faites.

1° L'opération est longue.

2° Il est difficile de la pratiquer aseptiquement.

3° Les fils qui unissent l'intestin sont perforants.

4° L'ouverture est relativement mal assurée jusqu'à la résorption des plaques.

5° Cette résorption est un peu trop rapide.

b). — Modifications du Procédé de Senn.

Littlewood (1) a modifié les plaques de Senn d'une façon importante. Dans l'ouverture de l'une des plaques, est fixé un tube en os décalcifié construit de telle façon qu'il s'adapte exactement dans l'ouverture de l'autre plaque (fig. 15).

Il peut être bon d'avoir un fil de fine soie attaché à chacun des bouts de l'ouverture, de façon à lier les fils correspondants, ce qui assure une plus grande sécurité à l'appareil. Nous ne connaissons pas de résection intestinale accomplie par ce procédé ; une iléo-sigmoïdostomie a donné un succès dans les mains de Littlewood. Cet appareil, quoique meilleur que la simple plaque de Senn, ne lui est pas beaucoup supérieur. Des objections dont est passible le procédé de Senn, seule la quatrième disparaît.

---

(1) Littlewood, *Lancet.* 16 avril 1897. p. 865.

Il y a encore des sutures perforantes, l'opération est difficile à pratiquer aseptiquement et on peut infecter ses
mains ou le péritoine en introduisant la plaque femelle
(l'autre pouvant être placée comme la moitié d'un bouton
de Murphy).

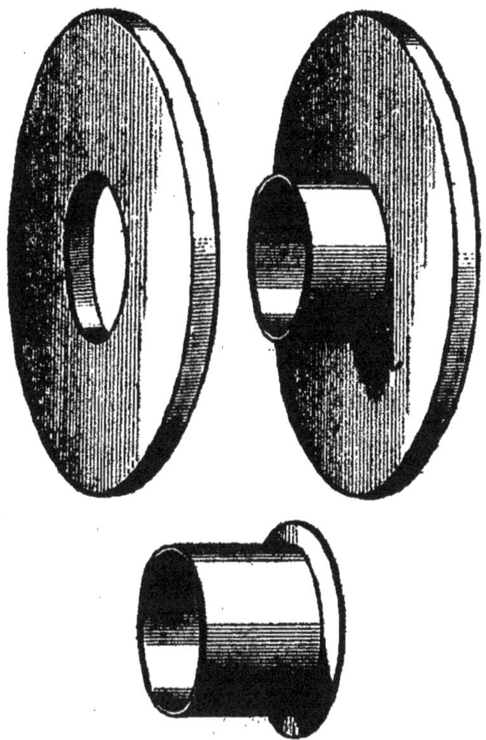

Fig. 15. — Plaques de Littlewood.

Robinson (1) a pensé qu'on pourrait remplacer avantageusement les plaques d'os décalcifié par des plaques en
cuir frais préparées de la façon suivante :

____

(1) Robinson. *Annals of Surgery*, 1891, p. 80.

On rase un cuir vert de bœuf, on le coupe en morceaux de 25 millimètres de largeur sur 60 de longueur. Une ouverture de 13 millimètres sur 18 est pratiquée à la partie moyenne. On passe 4 à 6 fils de sutures armés chacun d'une aiguille. A ce moment la plaque est prête à servir. On peut également la laisser dessécher; elle s'épaissit, durcit et fait, d'après Robinson, d'excellentes plaques pour l'anastomose. Ces plaques mettraient environ 9 jours à se résorber. C'est là, croyons-nous, un avantage sur le procédé de Senn dont les plaques se résorbent un peu trop vite. De plus le cuir sec est rigide, ce qui doit faciliter la mise en place et l'accolement des anses intestinales, mais on peut faire aux plaques de Robinson la plupart des reproches déjà faits à celles de Senn, de plus, la stérilisation du cuir est assez difficile.

D'autres substances résorbables ont été employées, la pomme de terre crue (Dawbarn (1)), Rasumowsky, le chou rave, le navet (Swedish). Ces procédés diffèrent peu des précédents sur lesquels ils n'ont guère que des désavantages.

e). — Anneaux résorbables de Davis, Abbe et Brokaw.

Abbe, nous l'avons vu, préconise beaucoup la résection avec réunion latérale; pendant quelque temps il s'est servi d'anneaux de catgut (2), mais depuis il a renoncé à cette pratique.

Davis (3) s'est également servi d'anneaux faits avec un

---

(1) Dawbarn. *Medical Record.* 1891, p. 795.
(2) Abbé. *Medical News.* 1 juin 1889, p. 589.
(3) Davis. *Times and Register,* janvier 1891, p. 75.

gros catgut enroulé sur lui-même et dont les spires sont réunies par un second catgut fin.

Brokaw (1) prend un tube de caoutchouc de 2 à 3 millimètres de diamètre, d'une longueur égale à l'ouverture de l'intestin et le coupe en 6 ou 8 fragments. Passant des fils solides de catgut à travers la lumière de ces fragments de tube, il les enfile comme des grains de chapelet et lie les catguts, de façon à former un ovale avec tous les segments élastiques se touchant.

Aux liens de catgut sont fixés 4 à 6 fils d'apposition en soie, de 3o à 4o centimètres de longueur. Ces fils sont armés d'aiguilles avant d'entreprendre l'opération.

Ces différents anneaux résorbables ont été imaginés surtout en vue de l'apposition latérale et l'opération est à peu de chose près, la même que celle de Senn.

On pourrait aussi les utiliser pour l'entérorraphie circulaire. Dans ce cas, on placerait chaque anneau à l'extrémité de chaque anse d'intestin ; les aiguilles seraient passées de dedans en dehors à travers la paroi à 6 millimètres du bord divisé ; les fils liés, on pousserait le bout proximal dans le distal et on terminerait par quelques points de Lembert.

Ces anneaux n'offrent sur la simple suture qu'un seul avantage, la rapidité de l'exécution, mais ce sont des moyens infidèles puisqu'ils nécessitent des fils perforants. Du reste, Abbe et Davis ont renoncé à leur emploi peu de temps après les avoir préconisés.

---

(1) Brokaw. *Medical News*, 7 décembre 1889.

Les anneaux de Beaver(1) diffèrent très peu de ceux de Brokaw, sur lesquels ils n'ont aucun avantage.

d). — Cylindres et bobines en os décalcifié.

Tube de Paul. — En 1891, Paul (2) (de Liverpool) a décrit un procédé d'entérorraphie circulaire expérimenté avec succès sur le chien. Depuis, ce procédé a été mis à exécution sur l'homme.

Après résection de la portion malade, Paul réunit les deux bouts avec un tube en os décalcifié qui doit avoir un calibre en rapport avec le diamètre de l'intestin opéré. La longueur du tube dont Paul s'est servi pour le chien est de 40 millimètres ; mais il est probable que celui qu'il emploie pour l'homme est un peu plus long de quelques millimètres. A l'une de ses extrémités ce tube présente une série de perforations disposées suivant une ligne circulaire. Deux autres orifices sont percés à sa portion moyenne et sont destinés à laisser passer l'anse d'un fil de traction auquel est fixée une aiguille.

On introduit ce tube complètement dans le bout proximal, de façon que l'extrémité sur laquelle se trouve la couronne de trous vienne affleurer la surface de section de l'intestin. La tranche intestinale est liée au tube par une suture continue traversant toutes les tuniques et passant par les orifices du cylindre. Lorsqu'on arrive près du bord mésentérique, il faut faire attention à ramas-

---

(1) BEAVER. *Med. and Surg. Report,* 31 octobre 1895, p. 545.

(2) PAUL. *Lancet,* 30 mai 1891, p. 119.

ser les bouts coupés du mésentère avec la pointe de
l'aiguille.

A l'aide d'un conducteur ou en prenant l'aiguille du
fil de traction dans les mors d'une pince, on introduit

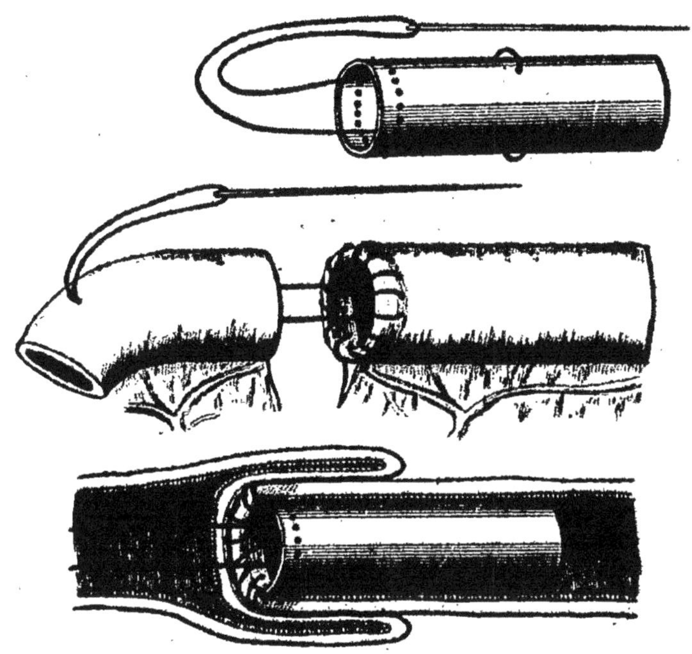

Fig. 16. — Tube de Paul.

celle-ci dans le calibre du bout distal jusqu'à 7 ou 8 centimètres environ et de dedans en dehors on traverse toutes
les tuniques.

On tire sur le fil, et on amène ainsi l'orifice proximal au
contact du distal. Une suture musculo-séreuse unit les
deux bouts. D'une main, on tient le bout inférieur, et

pendant qu'un aide opère une traction douce sur le fil, on invagine le bout supérieur dans l'inférieur.

Quelques points de suture de Lembert maintiennent l'intestin dans cette position. Le fil de traction est sectionné au ras de l'intestin. L'orifice créé par l'aiguille de traction n'a, au dire de Paul, aucune importance, mais il vaut mieux l'enfouir sous deux ou trois points de Lembert.

L'entérorraphie circulaire avec tubes de Paul a sur l'entérorraphie circulaire avec sutures Czerny Lembert, l'avantage de ne pas donner lieu à un rétrécissement valvulaire au niveau de l'anastomose ; de plus, elle met en partie tout au moins, à l'abri de complications venues de la suture de l'intestin près du mésentère, puisque même en admettant qu'il y ait de côté un point défectueux, la filtration de liquides septiques est prévenue à la fois, par le tube décalcifié qui reste en place pendant quelque temps et par les sutures séro-séreuses.

Cylindres décalcifiés de Spalitta (1) ***et de Lebesque***(2). — Spalitta a expérimenté sur le chien un nouveau procédé d'anastomose intestinale avec des cylindres en os décalcifié taillés dans des fémurs ou des humérus de différentes tailles. Ces cylindres présentent quatre trous situés deux à deux sur une ligne verticale et également deux à deux sur l'extrémité d'un même diamètre de section circulaire du cylindre. Un fil armé d'une aiguille à chaque extrémité est introduit d'abord de dehors en

---

(1) SPALITTA. *Riforma medica*, 1892. t. II. p. 855.
(2) LEBESGUE. *Ann. Soc. belge chir.*. 15 décembre 1895.

dedans par un des orifices, descend verticalement et passe ensuite de dedans en dehors par l'orifice situé au-dessous de l'orifice d'entrée. Un second fil également armé de deux aiguilles passe à travers les deux autres trous d'une façon analogue. Ce cylindre est destiné, comme on le comprend facilement, à l'union bout à bout. Pour accomplir cette anastomose, on introduit une des aiguilles de dedans en dehors à quelques millimètres de la surface de section du bout distal et à égale distance du bord mésentérique et du bord convexe ;

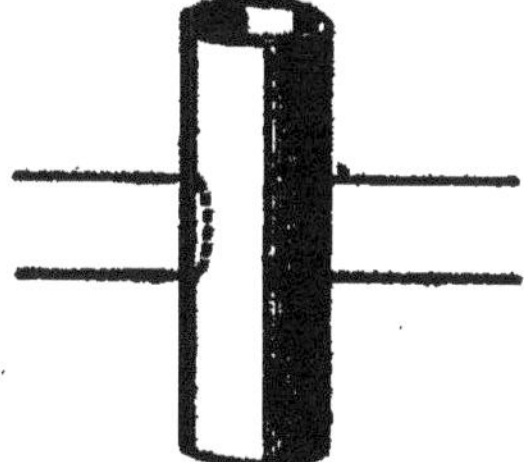

Fig. 17. — Cylindre de Spalitta.

l'aiguille passant par l'orifice diamétralement opposé est introduite également de dedans en dehors sur le côté opposé, à égale distance du bord mésentérique et du bord convexe. La simple traction de ces fils fait pénétrer la moitié du cylindre dans l'intestin ; l'autre moitié est introduite de même dans le bout proximal. Les deux extrémités de chaque fil sont liées, puis coupées, et une seconde rangée de sutures à points séparés est placée sur les séreuses.

Lebesgue(1) a décrit un procédé analogue, dont la seule

<hr>

(1) Lebesgue. *Ann. Soc. belge chir.*, 15 décembre 1895, p. 305.

différence avec le précédent consiste en ce que les trous, au lieu d'être placés sur deux lignes verticales sont aux quatre pôles d'une ligne circulaire passant transversalement par le milieu du cylindre.

Des fils de soie dont l'anse est à l'intérieur unissent le tube à la musculeuse et à la muqueuse, et on recouvre cette première rangée d'une seconde ne comprenant que les séreuses.

Landerer a exécuté 3 résections en pratiquant la suture sur des cylindres de pomme de terre et de navet, qui restent en place 5 ou 6 jours et ne sont complètement digérés qu'au bout de 8 à 10 jours.

Bobines de Robson. — Pour éviter de faire des sutures unissant l'intestin au cylindre décalcifié, on a modifié la forme du tube de façon que la simple suture des deux bouts de l'intestin le maintienne en place. C'est ainsi que Mayo Robson(1) donne à l'os décalcifié la forme des bobines sur lesquelles on vend le fil dans le commerce. On introduit chacune des parties renflées dans les deux bouts de l'intestin ; un surjet muco-muqueux réunit les deux surfaces de section au niveau de la partie rétrécie du tube. En serrant ce surjet, on comprend que la bobine dont les extrémités ne peuvent passer au niveau de la ligne d'union, se trouve maintenue tant que les sutures sont en place. Par-dessus cette première rangée de sutures, on en place une autre séro-séreuse à points séparés.

---

(1) Robson, *Semaine médicale*, décembre 1892.

D'après Robson, parmi les avantages de ce procédé, il faut noter : 1° l'absence de rétrécissement, les muqueuses étant unies entre elles ; 2° la facilité d'introduction de la bobine et la plus grande rigidité de l'appareil qui ne se déforme pas comme peuvent le faire les plaques de Senn, ainsi que Robson l'a observé ; 3° le rétablissement immédiat de la continuité du tube digestif sans corps étranger pouvant plus tard ulcérer ou gangrener l'intestin, ou en obstruer le calibre ; 4° enfin la rapidité avec laquelle l'opération peut être menée.

Depuis ses premières expériences, Robson a transformé(1) la bobine qu'il avait employée primitivement. Trouvant que les rebords étaient trop proéminents aux extrémités, il les a modifiés de façon à éviter toute arête vive.

Ce chirurgien semble attacher une très grosse importance à ce fait que dans son procédé on exécute une su-

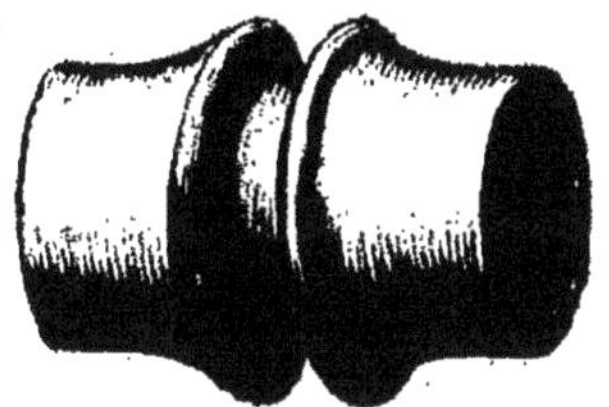

Fig. 18. — Bobine de Neuber.

ture muco-muqueuse, ce qui d'après lui est presque une condition *sine quâ non* pour éviter le rétrécissement. Il est évident qu'il ne peut se faire une valvule comme dans

____

(1) Robson. *British Med. Journ.*. 19 octobre 1895, p. 963.

l'entérorraphie circulaire, mais d'autre part le calibre de l'intestin au niveau de l'anastomose est rétréci par rapport aux segments sus et sous-anastomotiques, la suture étant faite sur la bobine à un niveau où le calibre de celle-ci est moindre qu'aux extrémités qui ne sont pas cependant supérieures comme diamètre à celui de l'intestin. Malgré tout, la bobine de Robson est de beaucoup supérieure aux cylindres de Spalitta et de Lebesgue, et peut aider d'une façon appréciable l'établissement de l'entérorraphie circulaire, mais elle est surtout un soutien pour les sutures, de même que celle de Neuber que nous avons figurée (fig. 18) et celle d'Allingham que nous allons décrire.

Bobine d'Allingham. — Allingham a reproché à la bobine de Robson l'écart de près de 20 millimètres qui existe entre les bords renflés et qui nécessite une suture supplémentaire. La bobine d'Allingham a la forme de deux troncs de cône, unis par leur petit diamètre. Il existe plusieurs modèles, celle de 1 pouce 1/2 de longueur a un diamètre de 5/8 de pouce aux extrémités et de 2/8 de pouce à la partie moyenne.

Avant d'introduire la bobine dans l'intestin on commence par faire sur chacune des anses à unir une suture en bourse comprenant toutes les tuniques. On met en place les deux cônes dans chacun des bouts de l'intestin on tire sur les fils, on les lie, puis on les coupe. Après scarification du péritoine, une suture séro-séreuse con-

(1) ALLINGHAM. *Lancet.* 31 août 1895. p. 518.

tinue vient terminer l'opération qui est accomplie un peu
plus rapidement que par le procédé de Robson.

Bobine de Bailey (1). — La bobine employée par Bailey
est formée d'un tube en os décalcifié de 50 millimètres de
longueur sur 13 à 30 millimètres de diamètre ; de chaque
côté de la partie médiane du tube, se trouvent deux rainures séparées de 6 à 8 millimètres et suffisamment larges
et profondes pour empêcher une ligature de glisser ; la
partie du tube qui sépare ces deux rainures est d'un diamètre légèrement plus petit que le diamètre du reste du
tube.

Chaque extrémité de l'appareil est introduite dans le
bout correspondant de l'intestin qui est lié par une simple
ligature circulaire au niveau de chaque rainure ; on excise
tout ce qui dépasse la ligature, puis les séreuses des deux
bouts de l'intestin sont rapprochées de façon à permettre
une rangée de sutures de Lembert. Je ne sais si ce procédé
a été employé chez l'homme ; sur 7 expériences sur le
chien, il y a eu 2 morts, l'une au 5ᵉ jour de péritonite,
l'autre le 37ᵉ d'obstruction. Dans le travail de Bailey, il
n'est pas dit de quelle nature relevait cette obstruction.

Le mode de ligature en masse est extrêmement rapide,
mais il a plusieurs inconvénients. S'il n'est pas assez serré
la ligature ne tient pas ; trop serré, il coupe les tuniques
intestinales avant que les adhérences soient formées et
bien que l'auteur semble persuadé que ses sutures circulaires empêchent l'issue des matières fécales, nous pen-

---

(1) BAILEY. *Brit. Med. Journ*, 14 juillet 1895, p. 65.

P. DEROCQUE. 6

sons que c'est surtout par les sutures de Lembert que la filtration est prévenue.

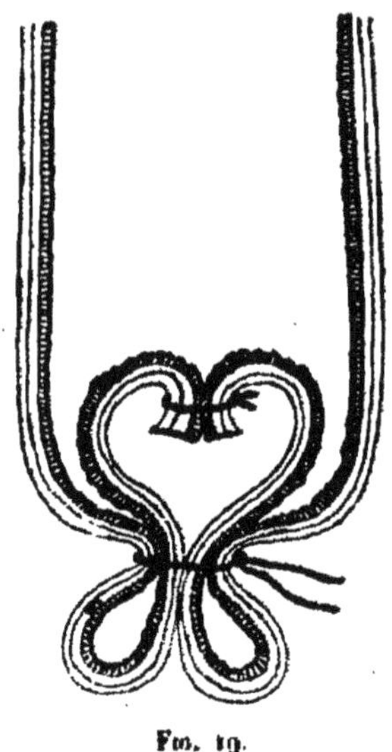

Fig. 19.

Sur la foi des expériences de Travers avec notre excellent ami le Dr Touche, après avoir pratiqué une anastomose latérale, nous avons cherché à oblitérer les deux bouts de l'intestin de la façon suivante: Une suture circulaire étreignait toutes les tuniques de l'intestin, puis la portion exubérante excisée, la ligature était invaginée et une deuxième ligature circulaire appliquait la séreuse contre elle-même. Dans deux cas où nous avons fait cet essai, les animaux en expérience moururent de péritonite due à la

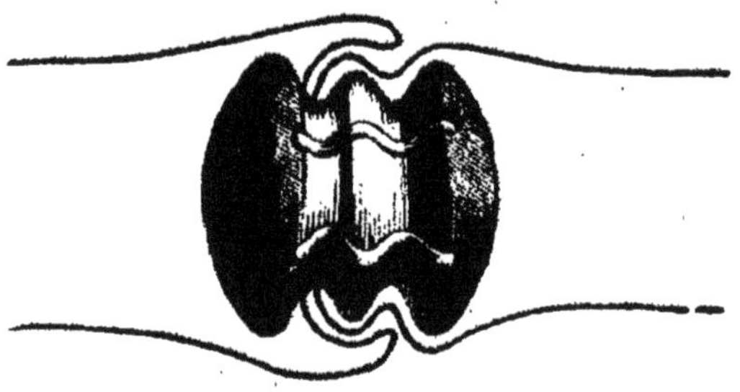

Fig. 20. — Bobine de Hayes.
La partie médiane (sans hachures) est en os non décalcifié, les extrémités (avec des hachures) sont en os décalcifié.

perforation des deux extrémités de l'intestin qui avait été coupé par le fil.

Bobine de Hayes. — Hayes, de Dublin (1), a imaginé une bobine dont le principe est le même que celle de Bailey, mais en diffère par sa forme (voy. fig. 20), par sa préparation et par le mode des sutures. Seules les extrémités sont décalcifiées, la partie moyenne non décalcifiée est séparée en tranches par des découpures à la scie permettant la fragmentation lorsque la résorption des parties décalcifiées est faite.

Une suture en bourse est placée sur chacun des deux bouts de l'intestin qui est fixé sur l'une des rainures, une autre suture en bourse, appliquée sur le bout proximal unit les séreuses distale et proximale. Ici encore on peut noter l'inconvénient d'une suture circulaire (deuxième rangée où la suture en bourse embrasse circulairement le bout distal). Dans le procédé de Hayes, cette manière de faire a plus d'inconvénient encore que dans celui de Bailey, puisque dans ce dernier, si la ligature circulaire coupe, il existe une suture séro-séreuse empêchant l'issue des liquides intestinaux). Cette suture n'existe pas dans le procédé qui nous occupe. On pourrait, il est vrai, remplacer la suture en bourse par une suture à points séparés, mais dans ce cas autant vaudrait employer la bobine de Bailey qui est moins compliquée.

Double tube de Jessett. — L'appareil de Jessett (2) se rapproche un peu des boutons anastomotiques. Il est formé de deux portions en os décalcifié qui, lorsqu'elles

---

(1) HAYES, *Lancet*, 28 décembre 1895, p. 16-19.
(2) JESSETT. *Brit. Med. Journ.*, 2 avril 1892, p. 703.

sont unies, forment une sorte de cylindre creux dont le plus grand diamètre est à l'union des deux parties, que l'on peut appeler mâle et femelle (fig. 21).

Le tube mâle A est formé de deux parties: une partie cylindrique ou plutôt en forme de tronc de cône qui est placée dans le bout proximal de l'intestin et une partie d'un dia-

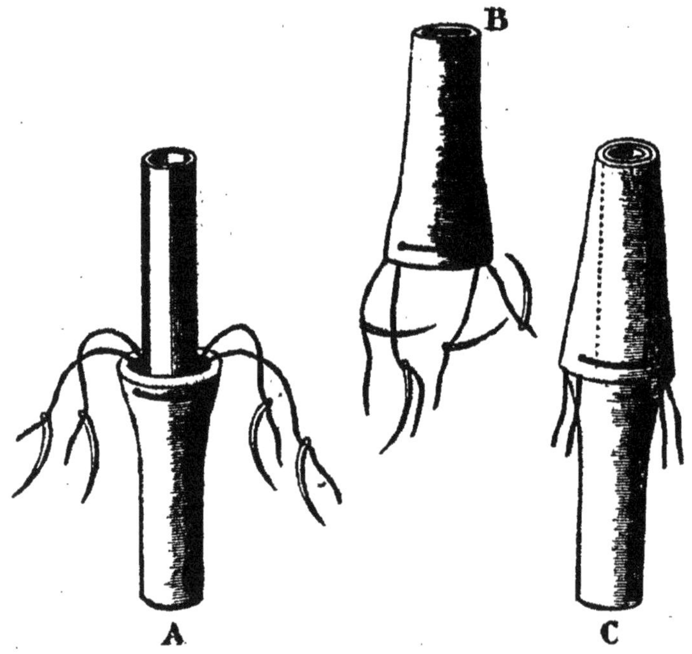

Fig. 21. — Double tube de Jessel.

A. Tube mâle. — B. Tube femelle. — C. Tube femelle engainant le tube mâle.

mètre moindre, glissant dans la partie femelle et à laquelle Jessett donne le nom d'éperon. A l'extrémité de la partie la plus large, à sa jonction avec l'éperon, on perce 4 trous que traversent 2 anses de fils de catgut (A) armés d'aiguilles.

Le tube femelle (B) est d'une forme conique. A son extrémité la plus large il présente 4 trous disposés d'une façon analogue à ceux pratiqué sur le tube mâle.

Après excision de l'anse malade, on insère la partie mâle dans le bout proximal de façon que l'éperon seul dépasse la surface de section intestinale. Les quatre aiguilles sont passées de dedans en dehors à travers toutes les tuniques près du bord libre de l'intestin, de telle façon que deux des fils soient passés près du mésentère, un de chaque côté, les deux autres passant à une égale distance du bord convexe. On enlève les aiguilles, et on maintient les 4 fils par des pinces, pendant que le tube femelle est introduit de la même façon dans le bout distal et les aiguilles de ce tube passées à des points correspondants à ceux du bout proximal.

On approche les deux extrémités divisées en introduisant l'éperon dans la cavité du tube femelle. On lie les fils correspondants des deux bouts, puis on les coupe; le chirurgien fait alors glisser la partie inférieure de l'intestin sur la supérieure sur une hauteur de 6 à 8 millimètres. 4 sutures au catgut maintiennent cette petite invagination.

Bouton de Frank. — Nous devons à l'amabilité du professeur Debayle (de Léon, Nicaragua) la connaissance du bouton de Frank présenté par son auteur au Congrès Panaméricain et dont nous n'avons pu rencontrer la description dans aucun ouvrage.

Le bouton de Frank se compose de deux cupules en os décalcifié, absolument identiques et réunies par un tube en caoutchouc analogue à un gros drain.

Ces deux cupules sont taillées dans des fémurs ou des humérus d'animaux jeunes ; on les prive de leurs sels calcaires en les laissant dans une solution d'acide chlorhydrique, et lorsqu'elles sont suffisamment décalcifiées, elles sont placées dans l'alcool absolu où elles restent jusqu'au moment de s'en servir.

Elles présentent à considérer une face concave et une face convexe séparées par un bord circulaire qui est renversé en dedans et très émoussé de façon à ne pas être offensif pour l'intestin. Un orifice circulaire d'un diamètre égal à celui du tube de caoutchouc est percé au sommet

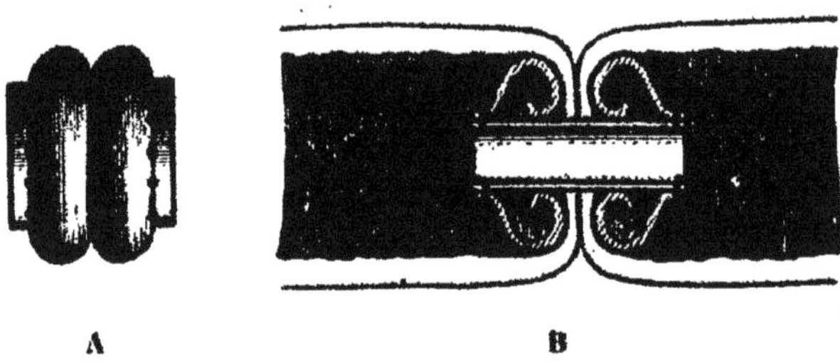

Fig. 22. — Bouton de Frank.
A. Vue extérieure du bouton. — B. Coupe du bouton en place.

de la cupule ; tout autour de cet orifice il existe un bourrelet circulaire percé de plusieurs trous destinés à laisser passer des fils unissant chacune des deux cupules à l'extrémité correspondante du tube.

Pour se servir de l'appareil, on prend une des cupules et on suture l'une des extrémités du cylindre en caoutchouc sur le bourrelet que nous avons décrit ; on enfile l'autre cupule de façon que les bords des deux demi-boutons se correspondent (fig. 22), puis on suture cette seconde cupule comme la première. De cette façon les trois pièces du bouton sont solidement unies. Si l'on tire en sens contraire sur chacune des moitiés du bouton, celles-ci s'écartent pour revenir en contact, grâce à l'élasticité du caoutchouc dès que l'on cesse les tractions.

La mise en place est facile à comprendre. Une suture en bourse analogue à celle du Murphy est placée sur chacune des extrémités de l'intestin. Le bouton est introduit à moitié dans l'un des bouts, les deux cupules sont écartées et la suture en bourse correspondant au demi-bouton introduit dans l'intestin est serrée et nouée. La même manœuvre est exécutée sur l'autre bout de l'intestin. De cette façon les séreuses péritonéales des deux extrémités à unir sont adossées. Pour plus de sûreté on place quatre ou cinq points de Lembert, et l'intestin est rentré dans l'abdomen.

D'après Frank les avantages de l'appareil sont les suivants :

1° L'intestin est maintenu en place, les séreuses bien adossées et la pression due à l'élasticité du caoutchouc est suffisante pour permettre la cicatrisation, mais incapable de produire du sphacèle ;

2° Les parties osseuses de l'appareil sont digérées rapidement, le tube qui reste est mou et sort plus facilement que tout autre appareil métallique ;

3° Le cours des matières est assuré par le tube en caoutchouc ;

4° D'après l'examen des pièces provenant des animaux ayant servi aux expériences, la lumière de l'intestin serait parfaite et il n'y aurait pas de rétrécissement.

Nous n'avons vu expérimenter ce bouton qu'une seule fois, il y eut insuccès complet. Nous ne voudrions pas d'une seule expérience tirer des conclusions, mais il nous semble que plusieurs reproches peuvent être faits au procédé de Frank.

D'abord la pression exercée par les os décalcifiés est insuffisante, l'os décalcifié se ramollissant très vite dès qu'il est dans un milieu humide. De plus il est digéré très vite lorsqu'il est aussi mince que dans le bouton de Frank. Dans le cas que nous avons vu au bout de 5o heures la partie osseuse du bouton avait presque totalement disparu.

Enfin puisque de l'aveu même de Frank il n'y a pas de sphacèle entre les bords des cupules, comment expliquer qu'il n'y ait point de valvule au niveau de l'anastomose ?

Néanmoins cet appareil est très intéressant et le rapprochement des deux demi-boutons par un tube de caoutchouc assurant en même temps le passage des matières est très ingénieux.

CHAPITRE V

RÉUNION PAR LA MÉTHODE DES BOUTONS ANASTOMOTIQUES.

---

a). — Boutons primitifs.

Denans (1), chirurgien à Marseille, frappé de la difficulté des sutures intestinales, eut le premier l'idée de chercher à réunir deux portions d'intestin divisé, par un appareil destiné à supprimer les sutures. Se basant sur les expériences de Jobert de Lamballe qui venait de montrer que deux surfaces séreuses mises en contact s'agglutinaient rapidement, Denans inventa en 1826 un petit appareil extrêmement simple, composé de trois viroles en étain ou en argent, dont deux avaient une longueur de 6 millimètres, la largeur étant égale au calibre de l'intestin divisé. Quant à la troisième, dont la longueur égalait 12 millimètres, son diamètre était beaucoup plus faible, destinée qu'elle était à être engainée par les deux autres.

---

(1) Denans. *Recueil des Bulletins de la Société de médecine de Marseille,* 1826.

Pour se servir de cet appareil, on introduit l'une des deux viroles femelles dans la lumière du bout distal de l'intestin de façon que le bord libre dépasse de 4 centimètres la circonférence de la virole. On replie en dedans la collerette intestinale ainsi formée et on emboîte la moitié de la virole mâle, de façon à maintenir en place le repli intestinal. On opère de la même façon sur le bout proximal et ainsi se trouvent adossées les séreuses des deux bouts de l'intestin. Par mesure de précaution, un fil maintient réunies ces deux pièces qui forment tout l'appareil auquel on ne peut nier une grande simplicité. Cependant, Denans le modifia rapidement en remplaçant la virole mâle par un anneau en acier formant ressort et pourvu à ses deux extrémités d'un crochet reçu dans un rebord pratiqué sur chacune des viroles femelles pour fixer l'appareil. Malgré leur simplicité et la facilité de leur application, les viroles de Denans ne furent employées que par leur auteur. On peut leur reprocher de nombreux inconvénients que ne compensent peut-être pas leurs avantages.

La virole mâle (ou le ressort qui le remplace) dans certains cas exerce une pression trop forte sur l'intestin qu'elle serre contre les parois des viroles femelles, ce qui peut amener un sphacèle rapide. D'autre part, si la pression n'est pas suffisante, le contenu de l'intestin peut suinter entre la virole mâle et les viroles femelles. La suture qui maintient le tout est perforante, ce qui est toujours une grosse menace d'infection pour le péritoine ; enfin les extrémités de l'appareil n'étant pas suffisamment émoussées peuvent blesser l'intestin. On pourrait du reste remédier facilement à ce dernier inconvénient si les autres ne condamnaient déjà l'instrument. Néanmoins l'appareil de Denans est extrêmement intéressant. C'est le premier fait en vue de supprimer les sutures intestinales, et il est juste, lorsque le bouton de Murphy est d'une application courante, de ne pas oublier les essais qui l'ont précédé.

Baudens a imaginé le procédé d'anastomose intestinale suivant. Une virole concave sur le dos est creusée d'un sillon à sa partie moyenne. D'autre part, un anneau élastique est engagé à 3 centimètres dans le bout supérieur dont on renverse les lèvres en dedans, de façon que cet anneau soit placé dans l'angle de la duplicature. La virole est engagée dans le bout inférieur à deux lignes de profondeur; on fait avancer l'anneau élastique sur la virole qui lui sert de soutien et dont la rainure l'empêche de s'échapper.

Bonnier (1) modifia l'appareil de Denans. Il supprime la virole intérieure et ajoute à la base des deux autres une rondelle de liège de même diamètre, de même épaisseur et de deux millimètres environ de hauteur. Ces deux viroles absolument symétriques ont leur base armée de petites tiges en fer en forme d'hameçon qui peuvent entrer dans le liège de l'autre virole.

Pour mettre en place cet appareil, on introduit chacune des deux pièces dans la lumière de chacun des bouts de l'intestin divisé et on rabat sur les tiges une collerette d'intestin qui se trouve ainsi fixé à la virole, puis on

---

(1) Amat. *Arch. de méd. militaire.* avril 1895.

pousse les deux parties de l'instrument l'une contre l'autre, de façon que les hameçons d'une des viroles, après avoir traversé chacune des collerettes intestinales, viennent s'enfoncer dans le liège de l'autre virole et maintenir l'appareil en place. Malgré la défense énergique d'Amat cet instrument n'a pas été employé sur le vivant, et si nous en parlons ici ce n'est guère qu'au point de vue historique.

b). — Bouton de Murphy.

Les méthodes de Denans et de Baudens étaient oubliées ainsi que celles analogues d'Amussat, Béranger Féraud, lorsque Murphy (1) décrivit son procédé.

Le bouton de Murphy se compose essentiellement de deux pièces qui ont été comparées à deux champignons : l'une de ces pièces est mâle, l'autre femelle ; toutes deux se composent d'un cylindre à l'extrémité duquel est adaptée un chapeau ou cupule.

La pièce femelle est la plus simple. Elle est constituée de la façon suivante : le cylindre est très légèrement plus large que celui de la pièce mâle, qu'il doit emboîter, sa surface interne présente un pas de vis qui occupe toute son étendue. L'une des extrémités de ce cylindre est libre, l'autre se continue directement avec la cupule qui se réfléchit sur lui à angle droit pour décrire une demi-circonférence, et se terminer par un bord circulaire mousse présentant une surface de 2 à 3 millimètres. Sur cette

---

(1) Murphy. *New-York Med Record*, 10 décembre 1892, p. 665.

cupule, se voient quatre trous ronds aux extrémités de deux diamètres perpendiculaires.

La pièce mâle ressemble dans ses grandes lignes à la pièce femelle, mais elle en diffère par quelques particularités : le cylindre est d'un diamètre un peu plus petit pour pouvoir s'emboîter dans la pièce femelle ; point de pas de vis à l'intérieur ; aux deux extrémités d'un même diamètre, à 2 ou 3 millimètres du bord libre, sont ménagées deux fenêtres par où sortent deux petits crochets dont les tiges sont soudées sur la face interne du cylindre près de l'union de celui-ci avec la cupule.

Tel était le bouton primitivement imaginé par Murphy qui l'a rapidement modifié en ajoutant à la pièce mâle une 3ᵉ pièce constituée de la façon suivante ; c'est une sorte de bague contenue dans la cavité de la cupule mâle et qui glisse sur la paroi externe du cylindre ; une des extrémités (celle qui est située du même côté que le bord libre du cylindre) se termine par un bord mousse correspondant au bord circulaire de la cupule mâle. L'extrémité opposée est montée sur un ressort, qui par son élasticité, tend à repousser la bague vers le bord libre de la partie cylindrique.

Il existe plusieurs modèles du bouton de Murphy :

Nº 1 dont le diamètre est 3/4 de pouce (20 millimètres 3) et dont l'orifice est de 7 millimètres 1/2.

Nº 2 d'un diamètre de 13/16 de pouce (22 millim. 5) orifice 9 millim.

Nº 3 d'un diamètre de 15/16 de pouce (25 millim. 3) orifice 11 millim.

Nº 4 d'un diamètre de 1 pouce (27 millim.) orifice 13 millim. 1/2.

Nº 5 d'un diamètre de 1 pouce 1/4 (29 millim.) pour le rectum.

La longueur de ces appareils étant inférieure à la largœur, n'a aucune importance au point de vue de leur élimination future.

On comprend le fonctionnement du bouton de Murphy : si l'on vient à introduire la tige mâle dans la tige femelle, les deux crans d'arrêt viendront se loger successivement dans les rainures du pas de vis et rendre impossible l'écartement des deux moitiés du bouton par traction directe ; pour les séparer, il suffira de dévisser la tige mâle.

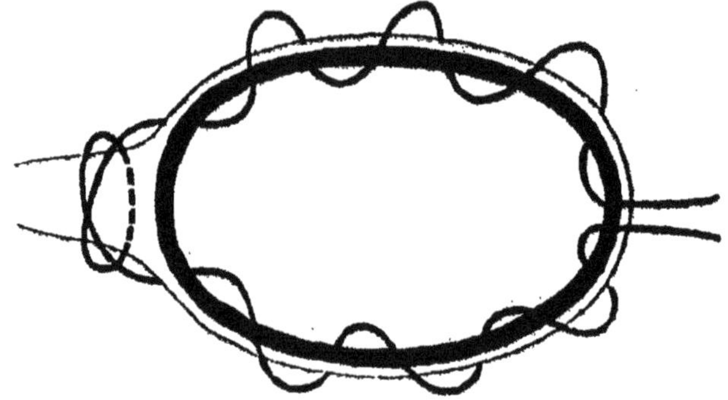

Fig. 23. — Schéma montrant la manière de placer la suture en bourse sur chaque bout d'intestin avant la mise en place du Murphy.

Lorsqu'on veut anastomoser bout à bout deux segments de l'intestin après résection on commence par passer un fil ainsi que l'indique la figure 22 sur chacun des bouts à anastomoser.

On introduit dans le bout supérieur une des pièces dont le cylindre aura été muni au préalable ou d'un tampon de coton ou d'un bouchon de liège (Quénu) stérilisé avec le bouton, puis on serre la suture en bourse qu'on lie ; s'il y a un peu de muqueuse exubérante on la coupe en même temps que le fil. Du reste, en passant la

suture ainsi que l'indique Murphy, la muqueuse a beaucoup moins de tendance à dépasser. On traite le bout
inférieur de la même façon que le supérieur et l'on emboîte les deux pièces. Quelques chirurgiens pratiquent
de plus une rangée de sutures séro-séreuses. Murphy
combat énergiquement cette technique.

Si l'on fait une anastomose latérale, il faut pratiquer
sur chaque bout une incision cruciale suffisante pour laisser passer le bouton après section des 4 angles des
lambeaux. Après introduction du bouton on agit comme
pour l'anastomose terminale.

c). — Modifications du bouton de Murphy.

1° *Bouton de Villard*. — Villard a apporté au bouton primitif du chirurgien américain quelques modifications. Nous empruntons à Villard la description de son
appareil. « Il se compose de deux pièces pouvant s'arti-
« culer l'une avec l'autre, semblables dans les grandes
« lignes, mais distinguées d'après leur système d'articu-
« lation, en branche femelle et branche mâle.

« Chacune des moitiés est constituée par un anneau
« métallique d'une largeur variable suivant le numéro
« considéré et d'une épaisseur de 2 millimètres environ.
« Sur la pièce femelle cet anneau se continue à l'une de
« ses extrémités avec un deuxième anneau concentrique
« à lui, mais plus long, revêtant la forme d'un véritable
« cylindre à la face interne duquel est creusé un pas de vis
« permettant l'articulation avec la branche mâle. Ce

______

(1) VILLARD. *Gaz. hebdom. de méd. et de chirurg.*, 23 mars 1895.

« cylindre sert en outre de lumière centrale à l'appareil
« pour le passage des liquides intestinaux. C'est sur lui
« qu'on vient serrer la tranche de section d'un des bouts
« de l'intestin. La pièce mâle, présente au lieu du cylindre
« central que nous venons de décrire, une série de lan-
« guettes ressorts disposées circulairement et dont les
« griffes terminales peuvent venir, lors de l'articula-
« tion des deux moitiés, se fixer au niveau des rainures
« du pas de vis que nous avons vu exister sur la pièce
« femelle. Ce dispositif n'est du reste qu'une modification

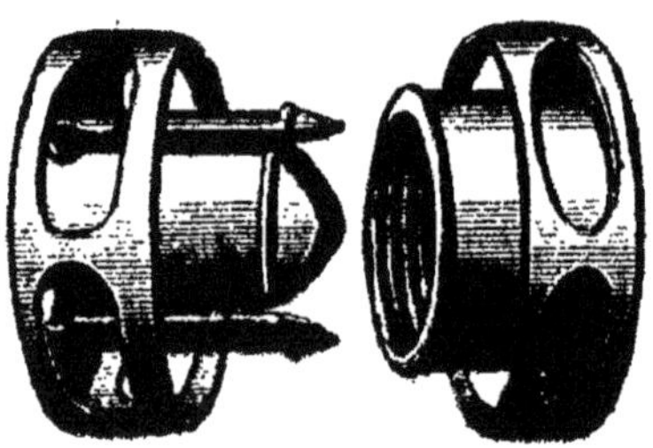

Fig. 11. — Bouton de Villard.

« de celui adopté dans le type de Murphy. Lors de l'arti-
« culation des deux moitiés du bouton, les deux anneaux
« périphériques peuvent venir jusqu'au contact intime
« l'un de l'autre et comprimer la portion d'intestin fixée
« d'une part sur le cylindre central de la branche femelle
« et sur les languettes ressorts de la branche mâle d'autre
« part.

« Les modifications principales consistent surtout dans
« l'agrandissement très marqué de la lumière centrale,
« qui proportionnellement au volume total, est beau-

« coup plus grande que dans le modèle de M. Murphy.
« Cette modification a son importance, car elle permet un
« libre passage au contenu intestinal.

« Sur la circonférence de l'appareil représenté par
« les deux anneaux excentriques existent de très larges
« orifices qui pénètrent au maximum la pièce métal-
« lique de telle sorte que, lors de la migration de celle-ci
« dans l'intestin, ces orifices pourront s'opposer à l'ob-
« struction intestinale, quand par suite d'un mouvement
« de rotation, l'axe de la lumière centrale du bouton ne
« correspondra plus à l'axe de l'intestin. »

« Enfin, nous avons supprimé la bague mobile que
« l'on trouve dans le modèle de Murphy ; cette bague
« mobile est destinée à empêcher qu'une constriction
« trop forte ne vienne couper rapidement les tuniques
« intestinales, et à régulariser la pression. Nous croyons,
« à la suite de recherches expérimentales et de faits cli-
« niques, que la crainte de la section des tuniques intes-
« tinales n'est pas à redouter, surtout lorsqu'on emploie
« des surfaces de pression suffisamment mousses et ar-
« rondies.

« Dans notre modèle, nous avons paré à l'obstruction
« intestinale possible par les modifications suivantes :

« 1° L'augmentation notable de la lumière centrale
« assurant une très large communication au niveau du
« point anastomosé ;

« 2° La création sur la circonférence de fenêtres ova-
« laires assurant la continuité de la lumière du tube intes-
« tinal alors que le bouton a pu se placer en travers dans le
« conduit ;

P. Derocque.   7

« 3° Enfin, nous n'employons pour l'intestin grêle
« qu'un appareil de 23 millimètres de diamètre. »

2° Bouton de Destot (1). — Destot a modifié le bouton de Murphy de façon à pouvoir supprimer la suture en
bourse et rendre possible la séparation des deux branches.

Le bouton de Destot se compose de 2 anneaux de 25
millimètres de diamètre extérieur. Leur lumière est de
15 millimètres, leur hauteur 12 millimètres. Le poids de
l'appareil de 18 grammes.

La fermeture du bouton s'obtient au moyen d'aiguilles
et de tubes à ressort. Chaque moitié est hermaphrodite
et porte 4 aiguilles et 4 tubes alternes disposés en couronne à égale distance les uns des autres, fixant ainsi
l'intestin par 8 points de suture. Un bourrelet circulaire
extérieur favorise l'adossement séro-séreux; une aiguille
d'un côté pénètre le tube du côté opposé et il suffit d'en
avoir un pour que tous les autres se correspondent.

Comment se fait la fermeture ? Tout est dans la forme
de l'aiguille. Celle-ci présente une gorge dans laquelle se
loge le ressort du tube. Quand celui-ci est engagé il ne
peut revenir de lui-même et d'autre part lorsqu'on ferme,
son extrémité vient buter contre un taquet d'arrêt qui
limite ainsi la compression de l'intestin qui ne peut dépasser un certain degré. Entre les deux bourrelets circulaires existe un intervalle de 1 millimètre 1/2.

Pour mettre l'anneau en place, on en introduit une
des moitiés dans le calibre de l'intestin, et on estampe
avec un tampon de coton ou un morceau de gutta.

---

(1) Destot. *Arch. Prov. de chirurg.*, 19 novembre 1894, p. 736.

Pris dans cette herse, l'intestin est solidement fixé : on exécute la même manœuvre sur le côté opposé puis on rapproche les parties bien parallèlement ; l'aiguille d'un côté doit correspondre au milieu de l'espace compris entre deux aiguilles du côté opposé. Une simple pression suffit pour assurer la fermeture.

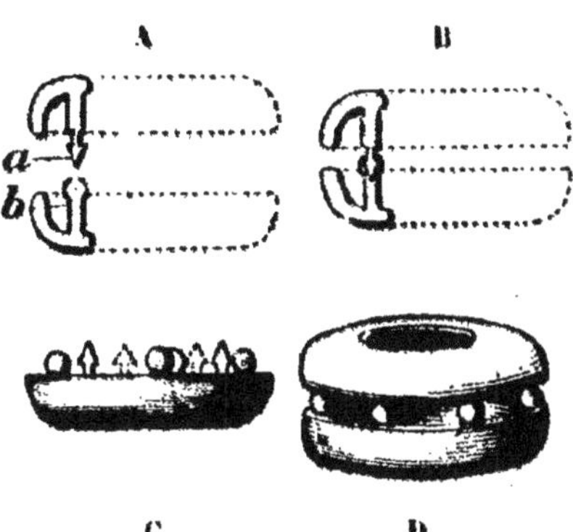

Fig. 25. — Bouton de Destot.

A. Coupe du bouton ouvert. *a* aiguille. *b* tube. — B. Coupe du bouton fermé. — C. Une des pièce du bouton. — D. Bouton (vue extérieure).

Tel est l'appareil de Destot qui est, comme on le voit, un mélange de Murphy et de pointes de Bonnier.

Les trois boutons que nous venons de décrire ont de grands points de ressemblance et la plupart des objections que l'on a faites à celui de Murphy peuvent s'appliquer également aux deux autres.

1° L'appareil est relativement gros et son canal petit, d'où oblitération possible de la lumière du bouton.

Sur 150 observations relatées dans les statistiques de

Murphy (1), nous n'avons trouvé cet accident rapporté que
3 fois (67, 125, 139 de la statistique de Murphy).

Dans le premier cas il s'agissait d'une hernie étranglée
de 7 jours ; le malade succomba 70 heures après l'opération et on trouva le bouton oblitéré par une large masse
noire.

Dans le second et le troisième il s'agissait d'une anastomose du gros intestin et le bouton trop petit fut bloqué
par les fèces. Malgré la rareté relative de cet accident,
nous pensons qu'il est bon de tâcher d'agrandir la lumière
des boutons anastomotiques, et, à ce point de vue, le
bouton de Villard et celui de Destot sont supérieurs au
modèle de Murphy ;

2° Si le bouton est trop serré il peut y avoir perforation.
Cette perforation est arrivée 5 fois : 1 fois avec Ziele-
wiez, 1 fois avec Blanquinque, 1 fois avec Lilienthal,
Demons l'a observé 2 fois. Il y a une coïncidence curieuse
à voir ce même accident rare avec la plupart des opéra-
rateurs se produire deux fois entre les mains d'un même
chirurgien. Sans mettre en doute l'habileté de l'opérateur, il y a lieu de se demander si les boutons dont s'est
servi Demons étaient construits sans imperfection. Pour
notre part, nous avons observé chez le chien, au cours de
nos expériences, des perforations intestinales dues mani-
festement à la section des parois par un bouton dont les
surfaces n'étaient pas suffisamment émoussées.

Dans le cas de Lilienthal, il y avait atrophie du côlon

---

(1) Meyeux. *Medical News*, 9 février 1895, p. 141, et *Lancet*, 27 avril
1895, p. 1040.

dont les parois étaient friables ; peut-être aurait-on pu éviter cette complication en faisant une résection plus large ;

3° Si le bouton est insuffisamment serré il peut se dégager (cas de Griffith, Mynter, Quénu). Dans ce dernier cas on avait employé un bouton ayant déjà servi et *passé dans l'acide nitrique*, de sorte que le fonctionnement n'était pas parfait. Dans le cas de Mynter on avait employé un bouton de trop petites dimensions qui ne pouvait serrer les lèvres de l'incision. D'ailleurs, après avoir placé le bouton, il faut toujours s'assurer que les deux parties sont solidement unies ;

4° Le gros argument invoqué contre le Murphy (Chaput) (1) est que par son volume le bouton peut, dans certains cas, être une cause d'occlusion. De ses expériences, Chaput conclut que jamais on ne doit employer pour l'intestin grêle le bouton de 26 millimètres. Il a trouvé, en effet, que chez certains individus le diamètre de l'intestin ne dépassait pas 21 millimètres, c'est donc une sage précaution de ne pas mettre de gros boutons sur l'intestin grêle, mais en réalité l'obstruction n'a pas été notée et l'élimination du bouton (gros modèle) a été spécifiée une fois au 7° jour, une fois au 12°, une fois au 17° et une fois au 21° ;

5° Il peut y avoir gangrène de l'intestin au contact du bouton, mais non au siège de l'anastomose. C'est un accident qui a été noté 3 fois. Abbe, Bell, Owen (obs. 71, 73, 104). Il est surtout à redouter lorsqu'on se sert de boutons volumineux sur un intestin dont la paroi est déjà altérée.

---

(1) Chaput. *Bulletin Soc. chir.*, tome XX, p. 740.

Nous nous demandons si quelquefois il ne se produit pas au niveau où l'intestin a été comprimé entre le bouton et les doigts de l'opérateur au moment où les deux pièces sont rapprochées;

6° A la suite de l'application du Murphy, on peut observer le rétrécissement de la lumière de l'intestin au niveau de l'anastomose. On a observé la rétraction de la cicatrice dans le cas de Parkhill, qui est celui qu'on prend toujours comme exemple de rétrécissement. Dans le cas de Morton il y avait récidive au niveau de l'anastomose. A ces cas on peut opposer ceux de Mayo (augmentation de moitié du diamètre), de Davis (augmentation de 1/5) et ceux où l'entérorraphie fut pratiquée par la méthode des sutures ou des anneaux résorbables et où un rétrécissement notable de l'anastomose eut lieu (Abbé), rétrécissement de 2/3, etc.;

7° La suture en bourse qu'on est obligé de placer pour rétrécir l'ouverture de l'intestin, sans être aussi difficile à pratiquer que les sutures ordinaires, est d'une certaine délicatesse et il résulte de son application, des plis de l'intestin qui peuvent compromettre quelquefois la coaptation des deux séreuses;

8° Chaput (1) a vu chez le chien une perforation due au mécanisme suivant : « Après avoir placé une suture en bourse sur l'orifice intestinal, je l'avais nouée avec force sur le cylindre du demi-bouton mâle, puis j'avais articulé ce demi-bouton avec le demi-bouton femelle. En serrant à fond l'appareil, le cylindre femelle refoula devant lui la

____

(1) Chaput. *Bulletin Soc. chir.*, tome XX, p. 740.

ligature en bourse. Celle-ci étant fortement appliquée sur le cylindre mâle, ne s'est pas laissée refouler et l'intestin a été arraché de sa ligature et s'est dégagé de l'appareil. » Pour cette raison il sera bon de s'assurer que le cylindre femelle n'est pas trop long et qu'une fois les deux parties du bouton en place, il ne viendra pas arracher la ligature placée sur le cylindre mâle. Aussi, pensons-nous que le modèle du bouton de Villard à long cylindre femelle (préconisé par son auteur surtout pour les gastro-entéro-stomies), est à rejeter complètement de la chirurgie de l'intestin et que l'idéal serait un cylindre femelle aussi réduit que possible. A ces reproches faits au bouton de Murphy on peut en ajouter quelques-uns spéciaux au bouton de Villard; celui-ci ne possède pas de bague, qui, d'après Villard, empêcherait une adaptation parfaite des deux séreuses? Il paraît difficile d'adopter cette manière de voir et quiconque a employé le bouton de Murphy peut se rendre compte que, loin d'empêcher le contact des séreuses, elle les met au contraire davantage en contact. M. Quénu n'est pas partisan de la suppression de ce ressort et pour notre part nous pensons avec lui, que loin d'être un avantage sur le modèle primitif, cette absence de bague serait plutôt une infériorité.

Quant au bouton de Destot nous ne connaissons pas d'observation où il ait été employé. Il présente sur le Murphy deux gros avantages : la pression est limitée quelle que soit la force employée pour serrer le bouton, le diamètre de la lumière centrale est plus considérable. A côté de ces avantages, le Destot a quelques inconvénients : l'application est plus laborieuse, plus difficile et la protection du péritoine n'est assurée contre la filtra-tion des liquides intestinaux que par la surface de pres-sion des deux cupules, les parois intestinales étant per-forées au niveau des aiguilles, tandis que la suture en bourse applique la surface de section contre le cylindre du Murphy. Si l'intestin est très mince, les deux parties du bouton n'adossent pas suffisamment les deux parois intestinales d'où la possibilité d'épanchement de liquides septiques.

Si l'on se rapporte aux statistiques de Murphy [1] qui ont trait non seulement aux résections, mais aux anasto-moses, nous voyons que :

44 occlusions intestinales aiguës donnent 15 morts. Mortalité 34 o/o.

Ces occlusions furent traitées :

28 fois par la suture avec 10 morts. Mortalité 35 o/o.
13 fois par les moyens mécaniques avec 3 morts. Mortalité 23 o/o.
3 fois par la suture et les moyens mécaniques avec 2 morts. Mortalité 66 o/o.

43 occlusions chroniques donnent 12 morts. Mortalité 21 o/o.

Ces occlusions se décomposent de la façon suivante :

28 cas de suture, 9 morts. Mortalité 32 o/o.
13 moyens mécaniques, 2 morts. Mortalité 15 o/o.
2 sutures et moyens mécaniques, 1 mort, Mortalité 50 o/o.
35 fermetures d'anus contre nature, 6 morts. Mortalité 50 o/o.
7 moyens mécaniques, 0 mort. Mortalité 0 o/o.
28 sutures, 7 morts. Mortalité 25 o/o.

En résumé, on peut dire que :

(1) Murphy. *Medical News*. 1895, p. 110.

1° L'emploi des boutons anastomotiques est plus rapide, et par conséquent donne moins de schock que la méthode des sutures ;

2° Il y a moins de chances d'infection avec les boutons qu'avec les sutures ;

3° La léthalité est moindre avec le bouton qu'avec les sutures ;

4° Les seuls inconvénients à considérer du bouton de Murphy sont : la faible dimension de la lumière par rapport au diamètre du bouton ; le corps étranger volumineux laissé dans l'intestin, si l'on veut pratiquer une anastomose large, corps étranger qui peut quelquefois ulcérer et gangréner l'intestin ; la nécessité de pratiquer un orifice large lorsqu'on veut exécuter une anastomose latérale, orifice qu'on est ensuite obligé de rétrécir à l'aide d'une suture en bourse ;

5° Le modèle de Murphy paraît supérieur aux boutons modifiés de Destot et de Villard.

d. — Bouton de Duplay et Cazin (1).

Ce bouton est en métal comme les précédents. — Il est formé de deux cylindres emboîtés l'un dans l'autre et soudés par leurs extrémités. Entre les deux cylindres il y a un espace vide de 2 millimètres. Au milieu de la face externe du cylindre extérieur se voit une rainure circulaire, sur laquelle se trouvent deux orifices situés aux deux extrémités d'un même diamètre et faisant communiquer avec l'extérieur un canal circulaire situé à l'intérieur du

---

(1) Congrès de chirurgie, 1895.

cylindre. Les dimensions du bouton de Cazin et Duplay sont : largeur 22 millimètres ; lumière centrale 18 millimétres. L'application de ce bouton ne peut être faite que pour les entéro-entérotomies terminales.

Pour pratiquer une anastomose avec cet appareil, on introduit un fil de soie qui, entrant par un des orifices de la rainure, ressort par l'orifice du côté opposé après avoir contourné un des côtés du cylindre interne. On le fait ensuite repasser par l'orifice d'entrée, après lui avoir fait contourner l'autre côté du cylindre interne ; le fil est noué, puis tiré de façon à faire rentrer le nœud dans le canal ; on a ainsi de chaque côté du bouton une anse qui traversera l'intestin.

Avec une aiguille de Reverdin, on perfore de dehors en dedans le bout supérieur de l'intestin, et on attire une des anses du fil de soie. On opère de même pour la deuxième anse et on introduit le bouton dans l'intestin auquel il se trouve uni par les deux anses de soie ; on dépouille le bout inférieur de sa muqueuse sur une étendue de 1 centimètre environ, puis on perfore ce bout comme le précédent et les anses de soie sont attirées au dehors. Par les tractions faites sur ces soies, on invagine le bout supérieur dans l'inférieur ; à ce moment on sectionne les anses par leur milieu, ce qui donne 4 fils accolés deux à deux. On noue ensemble les deux fils de droite, puis les deux fils de gauche de façon à serrer complètement l'intestin sur le bouton. — Il suffit alors d'enlever la collerette formée par le bout inférieur et de faire quelques points séro-séreux entre la séreuse du bout supérieur et le bord libre du bout inférieur.

Ce bouton beaucoup plus simple que les précédents a un très gros avantage; il a une lumière énorme; mais il présente de très grands inconvénients. D'abord, les fils sont perforants, et après avoir traversé la muqueuse du bout invaginé traversent le bout invaginant pour être liés ensuite sur le péritoine. On comprend que ces fils traversant une muqueuse septique peuvent devenir des foyers d'infection.

Les orifices constituent eux-mêmes une voie ouverte aux agents septiques de l'intestin. Enfin les fils sont noués en masse, ce qui, à notre avis, est un gros inconvénient. Les fils noués ainsi coupent très rapidement l'intestin, et si ce fait se produit avant la formation d'adhérences le contenu de l'intestin peut s'épancher dans le péritoine.

e). — Bouton de Hagopoff (1).

Le bouton d'Hagopoff est surtout destiné par son auteur à unir l'estomac à l'intestin. — N'ayant pas en vue cette opération, nous ne parlerons pas du tire-bouton imaginé par Hagopoff pour extraire le bouton de l'estomac. L'appareil consiste en un anneau dont les bords sont légèrement renflés pour éviter les contacts offensifs. La surface extérieure présente plusieurs stries à la partie moyenne; l'orifice est très large; 16 millimètres pour bouton de 20 millimètres.

Pour placer le bouton on fait une incision dans les parois des deux anses intestinales à anastomoser. On in-

____

(1) Hagopoff. *Presse médicale*, 1896.

troduit l'anneau dans l'ouverture et on noue en masse l'intestin sur la gorge par une suture en bourse.

On exécute la même manœuvre sur le bout du côté opposé après avoir fait au préalable la moitié d'une suture séro-séreuse lâche, à fil continu, unissant les deux anses intestinales à anastomoser, on reprend l'étage séro-séreux postérieur pour le terminer en avant.

Ce bouton n'a pas encore été expérimenté sur l'homme. — D'autre part, Hagopoff n'a pas encore publié le résultat de ses expériences sur le chien.

Nous pensons qu'un tel bouton, malgré la largeur de son ouverture, ne doit pas être employé. Comme au précédent, nous reprocherons la suture en masse, la nécessité d'une suture séro-séreuse supplémentaire qui allonge toujours l'opération. Enfin il est difficile de fixer un intestin aux parois un peu épaisses dans le bouton qui n'a pour ainsi dire pas de gouttière. — En somme, ce bouton ne sert que de soutien à la suture séro-séreuse (son auteur pense même que deux étages séro-séreux seraient une bonne précaution) et dans ce cas mieux vaut employer une des bobines résorbables que nous avons déjà étudiées.

9. — Gouttières de Bobrick et de Chaput.

M. Chaput a ingénieusement modifié la gouttière de Bobrick (1) qui avait été imaginée par cet auteur pour la réunion des plaies intestinales (2) et l'a transformée de façon

---

(1) BOBRICK. *Allgmeine Medicinischen Central Zeit.* 1850, p. 153.
(2) Bobrick a proposé de prendre des gouttières de plomb analogues à celles

à permettre la réunion de deux bouts d'intestion après résection.

La gouttière en étain de Chaput (1) vue de face a la forme d'un anneau un peu allongé. Elle est percée au centre d'un orifice de 5 millimètres, 10 ou 15 millimètres suivant le modèle. De profil elle présente une gorge de 6 à 7 millimètres de largeur et 7 millimètres de profondeur. Les bords en sont renflés et présentent 4 fentes, les lames limitées par ces fentes sont minces et flexibles. Pour mettre en place l'appareil, on exécute sur l'orifice de l'un des deux bouts une suture en bourse; la gouttière est introduite en partie dans l'intestin, la suture tirée et nouée au fond de la gouttière, et l'on pratique la même manœuvre sur l'autre bout et l'autre moitié de la gouttière. A travers l'intestin on presse avec les doigts sur les bords de l'appareil et on serre ceux-ci, jusqu'à ce qu'ils soient en contact. Par-dessus le tout on ajoute une rangée séro-séreuse.

Les gouttières anastomotiques présentent plusieurs avantages : leur pose est presque aussi rapide que celle du

---

dont on se sert dans certains pays pour maintenir les carreaux de fenêtres et d'une longueur appropriée à celle de la plaie à obturer. Pour se servir de l'appareil, l'instrument est saisi par une pince tenue de la main droite qui l'introduit dans la cavité intestinale. On le prend entre le pouce et l'index gauches, à travers les parois de l'intestin et la pince qui tenait la gouttière est desserrée et enlevée; les lèvres de l'orifice sont repoussées vers l'intérieur dans la concavité de l'instrument, de façon à adosser les surfaces séreuses. On presse entre le pouce et l'index, pour rapprocher les bords de la gouttière qui maintiennent ainsi les deux lèvres de la plaie. Avec cet appareil, il serait impossible de faire la réunion d'orifices situés sur deux anses intestinales différentes. Il y a donc loin de la gouttière de Bobrick à celle de Chaput, avec laquelle on peut exécuter l'anastomose latérale et l'anastomose termino-terminale.

(1) Chaput. *Gaz. des hôp.*, 4 janvier 1896.

Murphy ; à diamètre égal l'orifice est plus large que celui du bouton de Murphy, 32 millimètres au lieu de 24 (Chaput). On peut desserrer les bords facilement, chose impossible avec le Murphy. Elles coûtent moins cher que ce dernier.

A côté de ces avantages, les gouttières ont quelques inconvénients. Elles nécessitent une suture séro-séreuse supplémentaire, parce qu'on n'est jamais sûr que les bords sont exactement appliqués sur toute la circonférence ; de plus au niveau des incisures de l'appareil de Chaput, il existe des points où les deux bouts de l'intestin pourraient s'écarter dans le cas où la ligature en bourse céderait. Enfin, il est difficile de se rendre compte à travers l'intestin du degré de striction nécessaire pour adosser les surfaces séreuses sans écraser les tuniques intestinales et lorsqu'on agit à travers l'intestin pour arriver à serrer les bords de la gouttière, il faut déployer une certaine force. On contusionne légèrement les tuniques intestinales à travers lesquelles on opère la pression. C'est ce que nous avons pu constater dans le seul cas où nous ayons eu l'occasion de nous servir de cette gouttière. Malgré tout c'est un bon appareil qui peut rendre service.

g). — Bobine de Clarke.

Clarke (1) a décrit une bobine anastomotique inventée par lui et qui a la forme représentée par la figure 24. Cette bobine en aluminium est d'une seule pièce, elle présente à sa partie moyenne un étranglement au niveau

____

(1) CLARKE. *Lancet*, 9 mai 1896, p. 1277.

duquel viennent se placer deux anneaux en caoutchouc.
Pour pratiquer une anastomose avec cet appareil on
procède de la façon suivante: une suture est placée sur
chaque orifice intestinal comme pour la pose du Murphy; un des anneaux de caoutchouc préalablement huilé

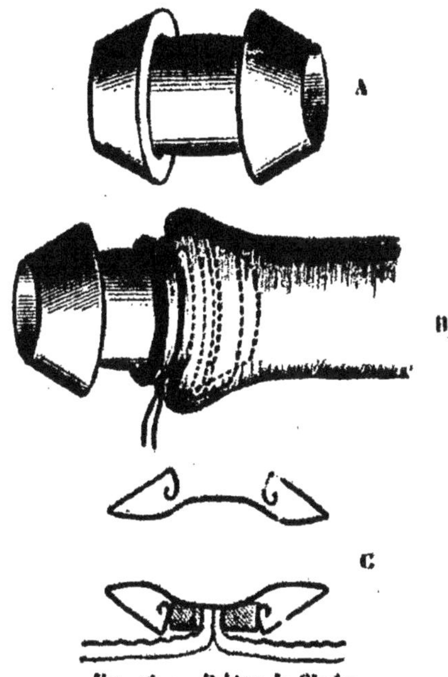

Fig. 16. — Bobine de Clarke.

A. Vue extérieure de la bobine. — B. Mise en place de la bobine, la moitié est dans l'un des bouts de l'intestin, l'anneau de caoutchouc n'est pas encore en place. — C. Coupe de la bobine. Dans la partie inférieure, la bobine est représentée en place.

est introduit par cet orifice, la moitié de la bobine est
poussée dans le bout de l'intestin et la ligature de l'orifice
de ce bout est serrée. A travers les parois de l'intestin
on fait glisser l'anneau de caoutchouc, de façon qu'il
vienne se placer au niveau de l'étranglement. La même

manœuvre est exécutée sur l'autre bout de l'intestin. Il suffit de jeter un coup d'œil sur la figure 24 pour se rendre compte que les deux parois de l'intestin sont adossées par la pression des anneaux de caoutchouc. A ce point de vue la bobine de Clarke serait très bonne, elle donne une pression douce et continue, meilleure que celle du Murphy, mais elle a d'autres inconvénients qui suffisent à la condamner malgré cet avantage. Elle est difficile à poser et la mise en place des anneaux paraît pénible ; enfin et surtout elle est d'une longueur extrêmement considérable par rapport à son diamètre et il suffit de la regarder pour se rendre compte qu'elle pourrait être une cause d'obstruction si elle se plaçait de champ dans l'intestin.

b). — Tube de Paul pour intussusception.

Dans le cas d'intussusception, Paul[1] a imaginé d'inciser toutes les parois de l'intestin invaginant et invaginé, un peu au-dessous du collet de l'invagination. Lorsque la cavité du cylindre invaginé est ouverte, on place à l'intérieur un tube en aluminium renflé aux deux extrémités (analogue aux bobines de Robson). Une ligature circulaire est placée entre le cylindre moyen et le cylindre extérieur de façon à appliquer le cylindre moyen sur le cylindre interne. On sectionne ces deux cylindres immédiatement au-dessous de l'insertion du tube, de façon que toute la partie qui répond à la tête de l'invagination est libre et peut être éliminée. L'ouverture du cylindre engainant est refermée par quelques points de suture, comme dans le procédé de Mau-

---

[1] Paul. *Lancet*, 30 mars 1895, p. 801.

nsell, et quelques points de Lembert appliqués au niveau du collier.

C'est une sorte d'entérectomie intra-intestinale, mais le procédé paraît long, difficile à exécuter d'une façon aseptique, et nous pensons que, dans les cas où l'intestin ne peut être désinvaginé, mieux vaut pratiquer une véritable résection par quelque autre procédé.

P. DEROCQUE.

8

CHAPITRE VI

RÉUNION PAR LE PROCÉDÉ DU BOUTON ENTÉROTOME.

Nous avons imaginé pour la réunion latérale de l'intestin après résection, un bouton anastomotique, qui, comme le Murphy, se compose de deux parties mâle et femelle, mais qui en diffère essentiellement en ce que la partie mâle est destinée à faire emporte-pièce.

Cette partie mâle comprend une tête et un cylindre dont l'extrémité libre est taillée en biseau aux dépens de la face externe et présente une série de dents analogues à celles d'une couronne de trépan.

Aux deux extrémités de deux diamètres perpendiculaires, sont ménagées de petites fenêtres par lesquelles passent les crochets de ressorts analogues à ceux du Murphy, mais qui sont non-seulement soudés, mais fixés par une pointe. Cette partie cylindrique devant agir comme emporte-pièce, est en acier d'une épaisseur de 1 demi-millimètre environ et d'une résistance considérable.

La tête du bouton est en cuivre et elle est relativement petite par rapport au diamètre du cylindre. Sur la face convexe de cette tête sont trois encoches dans lesquelles peuvent s'engager trois griffes d'une pince spéciale, sur laquelle le bouton doit être monté. L'ensemble de toute la partie mâle, cylindre et tête, est creusé d'un canal permettant la circulation des matières fécales. Enfin, ayant observé au début de mes expériences un écrasement des tuniques intestinales, j'ai muni la partie mâle du bouton d'une rondelle de caoutchouc qui fait une pression plus douce sur l'intestin.

La pièce femelle est formée seulement d'une tête à peu près semblable à celle de la pièce mâle, et présente comme cette dernière, trois encoches sur sa face convexe. Elle est creusée d'un canal à l'intérieur duquel se trouve un pas de vis qui en occupe toute l'étendue. A l'extrémité de ce canal, près de l'orifice opposé à celui qui regarde la pièce mâle, se trouve une saillie circulaire destinée à limiter la pression des deux pièces du bouton ; la longueur du cylindre de la pièce mâle est telle que, lorsque ce cylindre est engagé à fond dans la pièce femelle, il vient buter contre la saillie de la pièce femelle. L'écart entre les deux parties est à ce moment de 1 millimètre. (L'intestin du chien étant plus épais, dans le bouton construit pour nos expériences, l'écart minimum entre les deux pièces est de 2 millimètres.)

La pièce femelle est métallique dans les boutons dont nous nous servons pour le chien. Pour les boutons volumineux dont le poids serait considérable, nous en avons fait construire en ébonite ; le poids total de l'appareil par cette simple modification se trouve diminué de moitié.

Ce bouton est monté sur une pince à anneaux (fig. 27)

dont la pression est rendue parallèle par deux guides dont

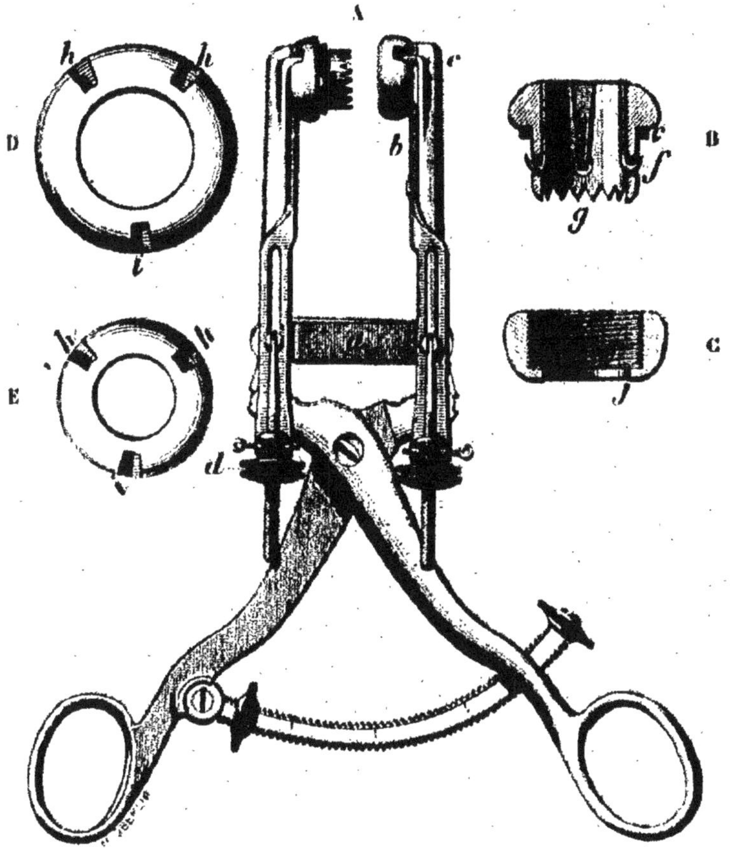

Fig. 27. — Bouton entérotome et pince porte-bouton.

A. Pince munie du bouton. *a* guides servant à maintenir le parallélisme des mors. *b* coulisse à l'extrémité de laquelle se trouve le crampon mobile. *c* crampon fixe. *d* vis servant à pousser et à tirer la coulisse. — B. Coupe de la partie mâle. *e* anneau de caoutchouc. *f* ressort. *g* dents du couteau. — C. Coupe de la pièce femelle. — D. Bouton de 19mm, vu de face. — E. Bouton de 11mm, vu de face. *hh* encoches servant à recevoir les crampons fixes. *i* encoche servant à recevoir le crampon mobile.

chacun est fixé à l'un des mors, et traverse le mors opposé.

A l'extrémité de chacun de ces mors, se trouvent deux crampons fixes qui viennent s'engager dans deux des encoches du bouton, un troisième, mobile sur la face interne du mors, vient s'engager dans la troisième encoche. Ce crampon peut être poussé ou tiré au moyen d'une vis située au niveau de l'articulation de la pince. Lorsqu'il est poussé à fond, la pièce correspondante du bouton est maintenue avec une grande solidité ; elle se dégage d'elle-même dès que l'on tourne la vis. La pince dont nous nous servons permet de maintenir solidement des boutons de 16 millimètres à 35 millimètres (1).

Pour pratiquer une résection intestinale, voici comment nous avons l'habitude de procéder dans nos expériences. On prépare dans un plateau la pince munie de son bouton, 2 clamps élastiques, 4 pinces longuettes. Dans un autre les instruments ordinaires, pinces hémostatiques, bistouri, ciseaux, etc.

La paroi abdominale est incisée, le grand épiploon relevé, l'anse à réséquer est tirée hors du ventre et séparée de la cavité péritonéale par des compresses bouillies. Une pince à mors élastiques est placée à 10 centimètres en deçà de la portion à réséquer ; le contenu de l'intestin est poussé avec les doigts jusqu'à 10 centimètres au delà de l'anse qui doit être enlevée, une deuxième pince à mors élastiques est placée à ce niveau.

A chacun des deux endroits où l'intestin sera sectionné, deux pinces longuettes sont placées et serrées, laissant

---

(1) Notre bouton et la pince porte-bouton ont été construits par M. Aubry, que nous tenons à remercier du soin qu'il a apporté à leur construction.

entre elles un écart de 5 millimètres. On sectionne l'intestin entre deux de ces pinces (cette section se fait aux ciseaux) les deux tranches de l'intestin sont touchées à

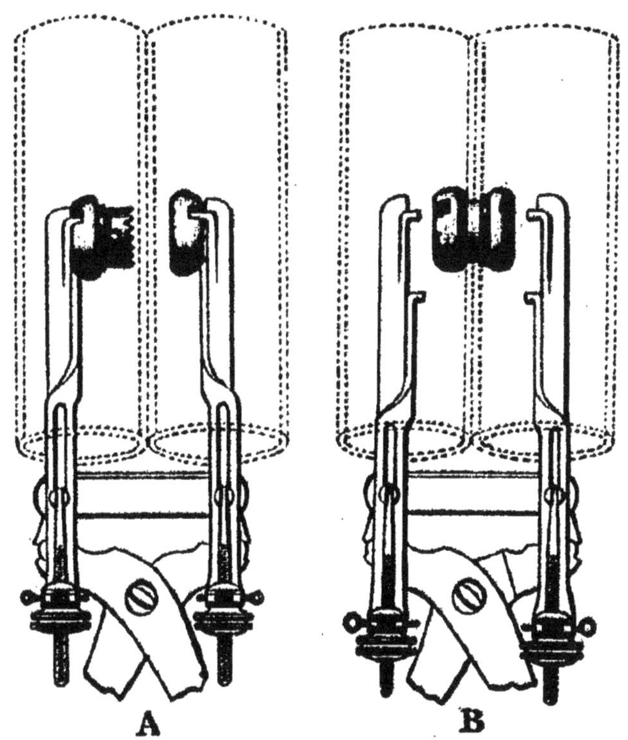

Fig. 28. — Mise en place du bouton entérotome.

A. Le bouton est dans l'intestin mais non encore placé. — B. Le bouton est en position, et dégagé des mors de la pince.

l'eau phéniquée forte ou au sublimé. L'anse à réséquer est alors détachée à moitié de son mésentère. Les vaisseaux sont pincés au fur et à mesure qu'ils sont coupés. La même manœuvre est exécutée sur l'autre moitié de

l'anse, puis des ligatures séparées sont placées sur chacun des vaisseaux mésentériques. De cette façon, l'hémostase est absolument sûre, ce qui n'arrive pas avec les sutures en masse, et d'autre part, on ne peut laisser d'intestin
mal nourri, puisque seuls les vaisseaux qui répondent à
la portion réséquée sont liés.

Les lèvres de chaque orifice de l'intestin sont prises
entre les mors de 4 pinces hémostatiques de façon à en

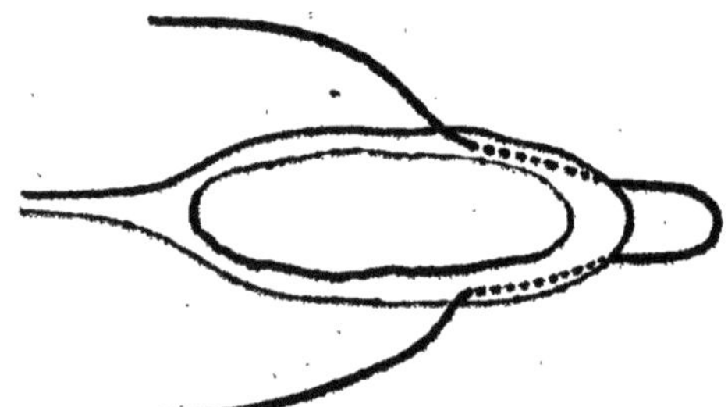

Fig. 29. — Fermeture de l'extrémité terminale de l'intestin.
Schéma montrant la manière de passer le fil.

maintenir l'ouverture bien béante. Un mors de la pince
porte-bouton munie de son demi-bouton est introduit dans
chacun des bouts de l'intestin (fig. 28).

La pince est serrée à fond, le crampon tiré et la pince
dégagée de l'intestin. Autant que possible on fait porter
l'anastomose sur le bord convexe.

Cette mise en place du bouton n'exige aucune habileté,
le bouton étant posé pour ainsi dire mécaniquement, et
elle est extrêmement rapide.

Il ne reste plus qu'à fermer les deux bouts.

Ayant eu des échecs dus à la manière dont ces bouts
étaient fermés, nous nous sommes arrêté à la suture sui-

vante qui nous paraît d'une exécution très facile et donne un affrontement exact des séreuses. C'est la suture de Gély dont chaque point est noué.

On peut l'exécuter avec une aiguille de Reverdin ou une aiguille à manche à chas non mobile (qui déchire moins l'intestin que la précédente). On peut se servir également des aiguilles de Hagedorn ou de Doyen.

Pour faire cette suture, on commence par aplatir l'intestin transversalement en faisant des tractions sur le bord mésentérique et sur le bord convexe, de façon que la lumière de l'intestin soit réduite à l'état de fente linéaire allongée, du bord convexe vers le bord adhérent.

A 5 millimètres de la surface de section et à 6 millimètres du bord convexe, on pique la paroi de l'intestin en ayant soin de n'entrer que jusqu'à la sous-muqueuse ; la pointe de l'aiguille dirigée vers le bord convexe est ressortie à 3 ou 4 millimètres de son point d'entrée. Un des chefs du fil est passé dans le chas de l'aiguille qui est retirée. On exécute la même manœuvre avec le second chef du fil qui est passé dans la paroi opposée dans une position symétrique au premier. On opère des tractions sur les deux chefs, de façon que le milieu du fil corresponde à l'anse formée sur le bord convexe. Avec une pince, une sonde cannelée ou n'importe quel instrument mousse, on retourne en dedans les lèvres de l'intestin et on noue le fil avec un double nœud (fig. 29 30).

Le fil n'est pas coupé. A 6 ou 7 millimètres du premier orifice pratiqué par l'aiguille on pique la paroi intestinale en dirigeant la pointe du côté de cet orifice et la faisant ressortir à 2 ou 3 millimètres de ce dernier ; un des chefs du fil déjà noué est introduit dans le chas. — Même manœuvre du côté opposé. — Deuxième nœud en renversant toujours en dedans les lèvres de l'intestin de façon à bien adosser les deux séreuses. On continue ainsi jusqu'à l'insertion mésentérique. Le fil est alors coupé après avoir été noué.

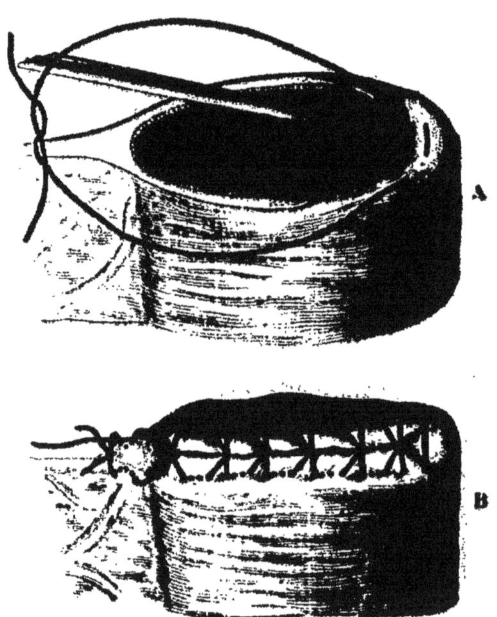

Fig. 3o. — Fermeture de l'extrémité terminale de l'intestin.
A. Premier point. — B. Suture terminée.

Une deuxième rangée pratiquée d'une façon analogue vient assurer la première. Cette seconde rangée peut être faite à points un peu plus espacés et 4 ou 5 points seront suffisants.

Cette suture s'exécute avec une extrême facilité et une

grande rapidité. Elle a tous les avantages de la suture continue et ceux de la suture à points séparés.

Comme dans cette dernière les différents points sont indépendants les uns des autres, puisque chacun d'eux est séparé du reste de la suture par deux nœuds doubles, et en admettant que le fil se rompe entre deux de ces nœuds, le reste de la suture ne se relâchera pas.

En même temps, il y a adossement exact des séreuses. En aucun point les liquides intestinaux ne peuvent passer étant donnée l'homogénéité de la suture.

Plusieurs objections peuvent être faites au principe du bouton entérotome.

1° On ne peut obtenir avec ce bouton que des anastomoses latérales. Nous ne répéterons pas ici ce que nous pensons de ce mode de réunion, nous étant déjà suffisamment expliqué à ce sujet;

2° On ne peut employer pour l'intestin grêle que des boutons dont le diamètre ne dépasse pas 22 millimètres sous peine de risquer une occlusion par le bouton. Un des avantages de l'anastomose latérale se trouve perdu. C'est là un inconvénient de cet appareil, inconvénient partagé du reste par tous les boutons anastomotiques non résorbables. Nous avons essayé de faire des boutons en plusieurs parties, mais ces essais ne nous ont donné jusqu'ici aucun résultat satisfaisant (Néanmoins nous ne considérons pas le problème comme insoluble, non plus que celui qui consisterait à construire des boutons partiellement résorbables);

3° La pince est difficile à construire et coûte cher. Cette critique mérite qu'on s'y arrête, mais nous pensons qu'en pareille matière sécurité et facilité de l'opération doivent primer toute considération ;

4° L'intestin ayant une consistance mollasse se laisse refouler par le cylindre mâle au lieu d'être coupé par l'emporte-pièce.

C'est une objection très sérieuse, et nous avons trouvé le moyen d'éviter cet inconvénient. Dans nos dernières expériences nous avons stérilisé la pièce femelle dans un tube renfermant un mélange de beurre de cacao et de cire fondant à 38°; ce mélange remplit la cavité de la pièce femelle, et de cette façon l'intestin ne peut être refoulé et se laisse couper facilement en même temps que le mélange. Celui-ci fondant dès que l'intestin est replacé dans l'abdomen il ne peut y avoir obturation de la lumière du bouton.

Le procédé de résection par bouton entérotome nous semble avoir quelques avantages :

1° C'est une opération extrêmement facile, la pose du bouton se fait pour ainsi dire mécaniquement, et les sutures des deux bouts se font avec la plus grande simplicité ;

2° Le bouton entérotome, à égalité de diamètre, a une lumière beaucoup plus large que les autres boutons.

Le bouton entérotome de 20^{mm} a un calibre de 12^{mm}.
— 27^{mm} — 15^{mm} entre les ressorts.
Le bouton de Murphy de 20^{mm} — 7^{mm} 1/2 entre les ressorts.
— 27^{mm} — 13^{mm} 1/2 entre les ressorts.

c'est-à-dire que le bouton entérotome de 20 millimètres a une ouverture presque égale à celle du bouton de Murphy de 27 millimètres.

L'orifice est également plus considérable que celui de la gouttière de Chaput, qui, pour 58 millimètres de circonférence, a un orifice de 32 à 34 millimètres, tandis que le nôtre, pour une circonférence de 60 millimètres, a un orifice de 36 millimètres.

De plus, l'orifice du bouton est circulaire, ce qui vaut mieux pour la facilité du passage des matières.

3° L'ouverture faite à l'intestin est juste égale au calibre du cylindre ; même en admettant que le bouton ne soit pas assez serré, il ne peut y avoir issue du contenu de l'intestin autour de ce cylindre, comme cela est arrivé avec le Murphy.

4° D'une part les parois de l'intestin ne sont pas fixées sur le bouton par une ligature, et d'autre part la pièce femelle n'a pas de cylindre, de sorte que, lorsqu'elle est poussée contre la pièce mâle, il ne peut y avoir arrachement de l'intestin sur sa ligature comme cela est arrivé dans les mains de M. Chaput (1).

(1) *Bull. Soc. chir.*, t. XX, p. 710.

CHAPITRE VII

FERMETURE DE LA PAROI. SOINS CONSÉCUTIFS.

Les deux bouts de l'intestin réunis, il ne reste plus qu'à lever la coprostase et à s'assurer qu'il n'y a aucun suintement de liquides intestinaux au niveau de l'anastomose ou des sutures; si à ce moment un point paraissait douteux, il faudrait faire quelques sutures de Lembert à cet endroit.

On a conseillé, pour donner plus de sécurité aux sutures, de pratiquer au-dessus d'elles des greffes soit d'épiploon, soit de franges épiploïques (Senn). Cette manière de faire n'offre aucun avantage, l'épiploon adhérant de lui-même au niveau de l'anastomose sans qu'il soit besoin de l'y unir par des sutures.

Il suffit pour cela de l'étaler au niveau de l'union des deux bouts. Il se produit des adhérences qui ne tardent pas à devenir très rapidement assez fermes, puis qui se détachent peu à peu (en 2 ou 3 mois chez le chien).

Une question importante se pose à ce moment. Doit-on

former complètement la séreuse péritonéale, ou bien est-il préférable de la drainer pendant quelques jours.

Lorsque l'affection qui a nécessité l'entérectomie ne s'est pas accompagnée de phénomènes inflammatoires, lorsque aucun incident n'est survenu pendant l'opération, on peut refermer l'abdomen complètement, la guérison n'est que plus rapide.

Dans les cas où l'on soupçonne que la séreuse péritonéale a été infectée (plaies de l'intestin, gangrène herniaire, etc.), lorsque pendant l'intervention on a vu le contenu de l'intestin venir souiller le champ opératoire, ou enfin lorsqu'on n'est pas absolument sûr de l'imperméabilité des sutures, il vaudra mieux drainer.

Cette manière de faire expose peut-être davantage aux fistules stercorales, mais cet inconvénient est largement compensé par la sécurité relative que donne le drainage, d'autant plus que souvent ces fistules guérissent spontanément.

Le drainage se fera en entourant l'intestin avec des mèches de gaze stérilisée médiocrement serrées et dont l'extrémité vient sortir par la plaie pariétale. Il faut absolument se garder de tasser ces mèches, ce qui empêcherait l'issue des liquides septiques dans le cas où il y en aurait. On se trouvera bien de placer entre ces mèches un drain en caoutchouc qu'on enlèvera au bout de 48 heures s'il n'y a pas de filtration stercorale.

Lorsque au moment de l'intervention il y a de la péritonite, ou lorsque pendant l'opération des liquides septiques se sont échappés dans le péritoine, il peut être bon de pratiquer un lavage de la séreuse avec de l'eau salée stérilisée, ou une solution d'eau oxygénée (Wiggin) (1). Ce dernier chirurgien, dans un cas où il existait de la péritonite au début après lavage à l'eau oxygénée, introduisit une certaine quantité d'eau salée et referma l'abdomen sans l'avoir évacuée. Bien que cette manière de faire ait donné un succès à Wiggin, nous pensons qu'elle est à rejeter, car de deux choses l'une, ou bien l'on est sûr de son asepsie et alors point n'est besoin de lavage, ou bien on craint l'infection péritonéale et dans ce cas le drainage est indiqué.

La réunion de la paroi n'offre rien de particulier et se fait comme dans toute laparotomie, soit avec des fils d'argent, du crin de Florence, de la soie ou du catgut. Une plaque de gaze est appliquée sur la plaie et recouverte par une couche légèrement compressive d'ouate stérile. Le tout est maintenu par un bandage de corps ou une bande dextrinée.

Dans la journée, on donnera quelques cuillerées d'eau chloroformée, et on fera sucer de petits fragments de glace; s'il y a de fortes douleurs ou des vomissements chloroformiques intenses, il y aura intérêt à faire une injection de morphine de un centigramme.

La résection de l'intestin est une opération grave qui s'accompagne souvent de schock et de collapsus, les injections intra-veineuses ou même simplement sous-cutanées de sérum artificiel rendent de grands services ici comme après toutes les opérations longues et graves, et ont fait revenir des malades qui ne paraissaient pas devoir se

---

(1) Wiggin. *New-York med. Journ.*, 1894. p. 68.

relever. En Amérique, on injecte sous la peau du cognac pur. Dans un cas de blessure de la veine fémorale, où il y avait schock intense, nous y avons eu recours et n'avons eu qu'à nous en louer.

Lorsque le muscle cardiaque est affaibli on s'occupera de le relever par la caféine, le strophantus, etc.

Pendant 24 heures le malade ne prendra aucune nourriture. Si la résection a été faite sur une portion élevée de l'intestin grêle, l'alimentation par la voie buccale sera tardive. Le second jour après l'intervention on donnera seulement du cognac, de la glace et du café. On pourra commencer à relever les forces de l'opéré par des lavements alimentaires.

Au bout de 72 heures les adhérences sont déjà en voie de formation, on pourra donner un peu de lait, mais en ayant soin de le faire prendre par petites gorgées.

On augmentera progressivement la dose de lait et vers le 8e jour on commencera à y mettre des pâtes ou des farines alimentaires. Le 12e ou 15e jour l'opéré pourra manger des œufs, puis des légumes et vers la fin de la 3e semaine la viande sera permise.

Si l'intervention a porté sur la partie inférieure du tube digestif, et en particulier sur le gros intestin, le régime sera un peu différent. Dès le second jour on donnera par la voie buccale du lait, du cognac ou du champagne. Il faut commencer à nourrir plus tôt que dans le cas précédent, car ici les lavements nutritifs sont complètement contre-indiqués. On donnera de bonne heure des laxatifs pour que l'anastomose ne soit pas distendue par des matières dures.

Au bout du 8ᵉ jour on donnera des œufs à la coque et vers le 15ᵉ l'opéré pourra manger à peu près de tout.

Certains chirurgiens comme Pozzi constipent les malades pendant quelques jours, d'autres comme Rogers (1) purgent dès la première nuit. Nous venons de dire que lorsqu'il y avait une opération sur le gros intestin, il y avait avantage à empêcher toute constipation; d'une façon générale, lorsqu'on intervient sur l'intestin grêle, cette pratique ne trouve pas son indication, sauf lorsqu'il y a grande accumulation de matières fécales après incarcération de l'intestin. Il y a tout intérêt à en débarrasser l'intestin. Cependant la pratique de Rogers est peut-être un peu hâtive, et, en pareil cas, il vaut mieux attendre des garde-robes spontanées. Si celles-ci ne se produisent pas, on donnera un lavement, et si celui-ci n'est pas suivi d'effet à ce moment, mais à ce moment seulement (c'est-à-dire le 3ᵉ jour) on donnera un purgatif léger.

---

(1) Rogers. *Med. Record*, 27 janvier 1891, p. 103.

TROISIÈME PARTIE

ANATOMIE PATHOLOGIQUE DE LA RÉUNION DE L'INTESTIN APRÈS ENTÉRECTOMIE

ANATOMIE PATHOLOGIQUE DE LA RÉUNION DE L'INTESTIN APRÈS ENTÉRECTOMIE.

Réunion bout à bout par la méthode des sutures.

Lorsqu'on examine les pièces provenant d'un animal auquel on a pratiqué une anastomose bout à bout par le procédé d'entérorraphie circulaire de Czerny-Lembert, on observe les phénomènes suivants (Ritschl, Rindfleisch) (1).

Au bout de 48 heures. — La muqueuse s'est rétractée considérablement au niveau de la ligne d'union et laisse à découvert la sous-muqueuse qui est couverte de lymphe et de pus.

Au niveau de la musculaire on observe peu de modifications.

La séreuse et l'épiploon sont épaissis, congestionnés ; autour des orifices créés par les fils le tissu est dense, infiltré, ces orifices sont entourés d'un anneau noirâtre ;

---

(1) Rindfleisch, *Arch. für Klin. chir.*, XLVI, 3.

il existe des adhérences entre la séreuse pariétale et la séreuse intestinale.

Au quatrième jour. — Les adhérences sont fermes ; au niveau de l'union, elles cachent complètement la suture. — Autour des points de suture on voit de petites collections purulentes.

Les anses intestinales voisines de l'anastomose décrivent des courbes de rayon très court et sont fixées dans cette position par des adhérences. Malgré ces courbes, les liquides circulent avec facilité dans la lumière de l'intestin.

Au microscope, on se rend compte que l'union des deux bouts est produite, non par la juxtaposition des différentes tuniques, mais par un processus dû à l'activité propre des cellules endothéliales de la séreuse et du tissu conjonctif (Cornil et Chaput) [1].

Dans la muqueuse et en particulier dans la tunique propre, il existe une prolifération cellulaire intense, avec issue des leucocytes sur une étendue de 3 à 4 centimètres au-dessus et au-dessous de la ligne d'union. Dans la sous-muqueuse, prolifération cellulaire plus faible et injection vasculaire.

Quant à la musculeuse elle est fortement injectée. On y voit des cellules de néoformation en abondance. La séreuse est très épaissie (5 à 6 fois son épaisseur normale).

Au huitième jour. — Il y a des adhérences multiples au niveau de la suture. Ces adhérences sont larges et fermes, pour les rompre il faut les disséquer aux ciseaux.

---

(1) Cornil et Chaput, *Académie de médecine*, 4 août 1896.

Malgré le faible rayon de la courbe formée au niveau de l'anastomose, la lumière reste absolument libre. Lorsque l'on ouvre la cavité intestinale, on voit qu'il y a ectropion de la muqueuse.

Au microscope le tissu de la musculeuse est rétracté, les fibres n'ont plus la même orientation qu'au-dessus et au-dessous de la région de l'anastomose. Dans cette région il y a prolifération cellulaire intense. Malgré l'épaississement considérable de la séreuse, il n'y a pas de changement de structure dans cette membrane.

Le vingt et unième jour. — Il y a rétraction au niveau de l'anastomose; au-dessus et au-dessous le calibre de l'intestin est plus considérable. Du côté de la muqueuse, on voit un léger sillon au fond duquel on aperçoit la cicatrice, qui a la forme d'un étroit anneau légèrement grisâtre. Histologiquement la muqueuse est unie sans interruption, sauf au niveau de la musculaire muqueuse entre les deux bouts de laquelle il existe un intervalle de 1 à 2 millimètres.

Quant à la musculeuse, ses fibres sont disposées aussi irrégulièrement que possible.

La soie est peu altérée, mais on remarque tout autour des orifices créés par elle une infiltration assez considérable.

Au bout de 3 mois, on voit qu'il existe un rétrécissement notable au niveau de la suture : ce rétrécissement circulaire est formé par une saillie de 2 à 3 millimètres de hauteur qui est toujours produite par la suture de Czerny Lembert.

Au bout de 106 jours, la muqueuse ne montre plus trace

d'une séparation antérieure, les tuniques musculaires sont unies par des bandes fibreuses. Au-dessus et au-dessous de l'anastomose le tissu musculaire est normal. La séreuse est épaissie, son tissu est dense, ce qui paraît dû à une augmentation des éléments fusiformes.

Au bout de 130 *jours*, les fibres musculaires circulaires sont unies par une bande épaisse de tissu conjonctif; les fibres longitudinales sont unies d'une façon plus satisfaisante, les fibres étant en continuité directe sur les deux bouts de l'intestin.

Réunion bout à bout par la méthode de Murphy.

On ne peut examiner les pièces provenant d'un animal auquel on a pratiqué une entérectomie avec bouton de Murphy, que lorsque ce bouton a été éliminé, c'est-à-dire au plus tôt 4 jours après l'intervention.

Au bout de 4 jours (1). — On voit que l'épiploon est adhérent sur une étendue de 14 millimètres au-dessus et au-dessous de la ligne d'union. Au microscope, la séreuse est épaissie ; elle a environ 7 fois son épaisseur normale, la ligne d'adhérence entre la séreuse intestinale et l'épiploon ne peut être distinguée histologiquement.

La tunique musculaire longitudinale n'est pas réunie au niveau de l'approximation, quoique les bouts soient en opposition directe.

Dans la couche des fibres musculaires circulaires se voient quelques granulations. Entre les deux bouts de la

____

(1) Examen histologique pratiqué par le Dr Lee et publié dans le travail de Murphy. *Medical Record*, mai 1894, p. 650.

muqueuse, il y a une cicatrice; en somme, sauf au niveau du péritoine, le travail de régénération des tissus n'est pas encore commencé.

A la fin du premier mois (Hektoen) (1) la séreuse est très légèrement épaissie et est intimement appliquée à la tunique musculaire longitudinale juste au niveau de la ligne d'union. Au delà de celle-ci, il y a un tissu sous-séreux aréolaire dans lequel on voit quelques petits vaisseaux sanguins et lymphatiques. La tunique musculaire longitudinale montre en certains points la continuité entre les deux bouts de cette couche, mais de place en place on voit des bandes de tissu cicatriciel. De chaque côté de la ligne d'union, le tissu musculaire de cette tunique apparaît comme absolument normal. Quant à la couche des fibres circulaires elle est complètement interrompue le long de la ligne d'union par des bandes étroites de tissu fibreux qui enclosent de petites masses de fibres musculaires coupées transversalement par le microtome.

Dans la sous-muqueuse, on rencontre des bandes de tissu fibreux s'étendant à travers cette tunique et venant de la musculaire.

Au-dessus et au-dessous du point de jonction des deux bouts de l'intestin, elle apparaît normale.

La musculaire muqueuse est complètement interrompue; le tissu glandulaire repose directement sur le tissu cicatriciel.

Au niveau de l'anastomose, il n'y a pas traces de villosités; au-dessus et au-dessous de ce point, les villosités

---

(1) In Merray. *loco citato.*

manquent sur une certaine longueur ce qui, d'après
Ludwig Hektoen, serait dû aux manipulations que la pièce
avait subies depuis qu'on l'avait recueillie.

Au niveau de la ligne d'union, la muqueuse est plus
mince qu'au-dessus et au-dessous, mais elle est continue ;
au point de vue de sa structure, elle contient des tubes
glandulaires arrangés quelque peu irrégulièrement avec
de courtes cellules cylindriques ; au microscope, ces tubes
sont coupés les uns transversalement, les autres longitu-
dinalement ou obliquement. Entre ces tubes, il y a infiltration abondante de cellules rondes.

De chaque côté de l'anastomose, la muqueuse paraît
presque normale, avec peut-être quelques cellules rondes
plus abondantes entre les tubuli.

En somme la ligne d'union est presque linéaire, mais
peut être reconnue grâce au tissu cicatriciel qui bien que
peu développé est cependant bien distinct. Les diverses
tuniques semblent être en juxtaposition parfaite ; la musculeuse longitudinale est presque complètement res-
taurée ; la musculeuse circulaire, la sous-muqueuse et la
musculaire muqueuse sont presque complètement unies
par du tissu conjonctif, tandis que la muqueuse proprement dite a subi une régénération partielle.

Sur une anastomose datant de 60 jours, la restauration
est encore plus parfaite que sur les pièces de 30 jours. —
La séreuse n'est pas du tout épaissie sauf juste au niveau
de la ligne d'union, encore cet épaississement est-il très
faible. Les tuniques musculaires circulaires et longitudinales sont continues et ne peuvent être distinguées de
celles de l'intestin normal, sauf en ce qu'elles présentent

de petits espaces contenant des vaisseaux sanguins et quelques traces de tissu fibreux.

C'est dans la sous-muqueuse que le travail de régénération est le moins complet; cette tunique est transformée en tissu épais cicatriciel, contenant des vaisseaux à parois très épaisses; au même niveau, la musculaire muqueuse présente également un épaississement considérable dû principalement au tissu fibreux interposé entre les tuniques musculaires qui sont à peu près continues.

La muqueuse proprement dite ne diffère en rien de celle qui est au-dessus et au-dessous et sans l'épaississement décrit dans la sous-muqueuse et la musculaire muqueuse, il serait difficile sinon impossible de reconnaître la ligne d'union.

En somme, dans le cas d'anastomose par la méthode des boutons anastomotiques, comme dans celui d'anastomose par les sutures, il y a régénération pesque complète de toutes les tuniques de l'intestin.

Réunion latérale par le procédé du bouton entérotome.

Nous n'avons fait examiner que 2 pièces provenant de chiens auxquels nous avions pratiqué une résection avec réunion par le bouton entérotome.

Les coupes ont été colorées les unes au picrocarmin, les autres à l'hématoxyline et à la fuschine picriquée (1).

Au bout de 7 semaines. — (Pièces provenant de l'animal ayant servi pour l'expérience 3). Il y a une adhérence

---

(1) L'examen histologique de nos pièces a été fait par notre collègue Lesné, que nous tenons à remercier ici de son extrême obligeance.

faible de l'épiploon au niveau de l'anastomose et à celui
de l'une des sutures terminales. Ces adhérences se laissent du reste facilement séparer. Les deux culs-de-sacs
terminaux sont le siège d'une atrophie marquée, l'orifice
de communication des deux anses intestinales mesure un
diamètre de 16 millimètres. A l'œil nu, il est très difficile
de distinguer exactement la ligne d'approximation.

Au microscope, la muqueuse présente une épaisseur
normale au niveau de la cicatrice, les villosités, les
glandes, l'épithélium sont absolument normaux, et pas
plus au microscope qu'à l'œil nu on ne pourrait se rendre
compte du siège de l'union si l'on n'examinait que la
muqueuse.

La cicatrisation au niveau des autres tuniques n'est pas
au même point sur toutes les coupes examinées; sur l'une
d'elles les deux parties de la sous-muqueuse au niveau
de la ligne d'union forment un angle à sinus ouvert du
côté de la muqueuse; la partie profonde de cet angle est
occupée par un noyau formé de fibres conjonctives et de
cellules embryonnaires. Ce noyau pousse de chaque côté
un prolongement qui tapisse la face profonde de la couche
musculaire circulaire. Entre les deux bandes conjonctives
et à la face profonde de la muqueuse, se voit un petit
abcès (globules blancs déformés) dont les cellules rondes
se continuent avec les cellules rondes sous-épithéliales et
qui n'est enkysté que du côté de la face profonde par
du tissu conjonctif.

Au niveau de ce petit abcès il y a interruption brusque
de la muscularis mucosæ.

Quant à la sous-muqueuse au-dessus et au-dessous de

l'anastomose, elle est normale et se jette au niveau de l'union dans les bandes conjonctives qui enkystent le tissu suppuré.

La couche circulaire de la musculaire s'arrête brusquement au niveau des bandes conjonctives qui vont de la superficie à la profondeur. Immédiatement en deçà et au delà de ces bandes, les fibres musculaires sont normales, non dégénérées, les noyaux en sont bien colorés, mais cependant, au niveau de la cicatrice et un peu en dehors, cette couche est traversée par des bandes conjonctives et comprend plus de vaisseaux que normalement.

La couche longitudinale se continue directement avec le noyau conjonctif situé à la partie inférieure du petit abcès.

Le revêtement péritonéal est séparé de la tunique précédente par une couche aréolaire épaisse, traversée de nombreux vaisseaux.

Sur une autre coupe le travail de cicatrisation est beaucoup plus avancé.

Comme sur la coupe précédente la muqueuse est absolument normale. La muscularis mucosæ est interrompue en divers points sur de petits espaces par des fibres conjonctives, mais il y a une régénération manifeste et en aucun point de la cicatrice il n'y a absence totale de fibres musculaires.

Au niveau de la musculeuse, il y a comme précédemment un noyau conjonctif, mais beaucoup moins développé que sur la première coupe. Ce noyau interrompt la circulaire et envoie à son intérieur quelques tractus conjonctifs. Profondément, il se continue avec la longitudinale et du côté opposé avec la sous-muqueuse.

Comme on le voit même sur une même pièce sur deux points différents on peut trouver des différences considérables dans le travail de cicatrisation.

Au bout de 70 jours (pièces provenant de l'animal ayant servi pour l'expérience 8) l'épithélium est absolument régénéré; il n'y a pas de traces d'anastomose. Du côté de la muqueuse, les glandes sont intactes sur toute la coupe. A très peu de distance de l'anastomose, on voit de gros follicules normaux.

La couche des cellules rondes est normale.

La muscularis mucosæ est le siège d'une vascularisation intense; elle est intacte en partie seulement, étant pénétrée par quelques fibres conjonctives.

La sous-muqueuse est épaissie, très vasculaire, conjonctive; on voit de sa face profonde se détacher des tractus fibreux qui tendent à diviser la musculaire en deux en envoyant latéralement quelques prolongements limitant des îlots de fibres musculaires absolument normales. Ces tractus fibreux ont une épaisseur beaucoup moindre que sur la coupe précédente; les fibres conjonctives présentent des noyaux à peine allongés (tissu en pleine voie d'évolution).

Au voisinage de l'anastomose la couche musculaire est le siège d'une vascularisation plus intense que dans les parties voisines; les fibres musculaires de la couche longitudinale comme celles de la circulaire présentent des noyaux bien nets, colorés par les réactifs, et ne présentant aucun signe de dégénérescence.

En somme, nous voyons que quelle que soit la méthode employée (sutures ou boutons anastomotiques),

quel que soit le mode de réunion de l'intestin (anastomose terminale ou latérale) il y a dans tous les cas une
tendance générale des tissus à se régénérer et à donner
la *restitutio ad integrum*. A ce point de vue l'anastomose
latérale ne le cède en rien à l'anastomose terminale, et il
n'y a pas plus de tendance à la rétraction de l'orifice après
l'une qu'après l'autre.

QUATRIÈME PARTIE

INDICATIONS DE L'ENTÉRECTOMIE

CHAPITRE PREMIER

ENTÉRECTOMIE DANS LA GANGRÈNE INTESTINALE.

§ 1. — *Gangrène herniaire.*

Le traitement de la gangrène herniaire par la résection
est aussi ancien que l'entérectomie, puisque l'opération
de Ramdohr fut pratiquée par son auteur dans un cas de
sphacèle intestinal. Cependant, malgré le succès qui suivit
cette première tentative, ce mode de traitement eut peu
de partisans pendant bien longtemps, et il faut arriver à
l'ère antiseptique pour le voir avec Kocher, Krönlein,
Lücke, prendre place à côté des autres méthodes. A
l'heure actuelle, en face d'une partie d'intestin sphacélée,
le chirurgien se trouve en présence de trois procédés de
traitement.

Le plus simple consiste, à l'exemple de Sir William
Lawrence, à exposer au dehors l'anse gangrenée en faisant
une incision à travers la partie mortifiée pour débarrasser
le canal et permettre la libre évacuation du contenu de l'in-

testin. A priori, cette méthode semble très mauvaise. Il est bien évident qu'elle expose à l'infection précoce du champ opératoire par les matières, et l'anus contre nature qui en résulte est d'un traitement difficile. Les statistiques viennent, du reste, confirmer cette idée. Lockwood (1) a publié 35 observations de malades opérés à Saint-Bartholomew's hospital. 31 opérés succombèrent. 3 guérirent complétement, 1 autre conserva une fistule. Les morts furent dues à la non-évacuation du contenu de l'intestin (fait digne d'être noté, car on a reproché à l'entérectomie de ne pas favoriser l'évacuation du bout supérieur), à l'extravasation des matières fécales dans le péritoine ou sous ce dernier, à la continuation de la gangrène ou à des ulcérations dans la partie de l'intestin non attirée dans la plaie. Chez quelques malades, une péritonite septique ayant pour point de départ le sac se termina par la mort. Enfin, quelques opérés, qui avaient échappé à tous ces accidents, moururent d'inanition.

En résumé, mortalité de 88,5 pour 100.

Du reste, à l'heure actuelle cette méthode est à peu près abandonnée par la plupart des chirurgiens, et on peut dire qu'en présence d'une gangrène herniaire avérée, on pratique presque toujours l'exérèse de la portion mortifiée.

Cette ablation faite, doit-on suturer les deux bouts à la peau, ou au contraire restaurer la perméabilité du conduit intestinal? c'est une question encore très discutée aujourd'hui. Les uns, avec Riedol, Poulson, Hahn, préco-

---

(1) Lockwood. *British Med. Journal*, 28 mars 1891. p. 701.

nisent l'anus contre nature. C'est, disent-ils, une opération des plus simples que tout praticien peut faire ; l'instrumentation n'est pas compliquée ; l'opération est courte, le bout supérieur se vide rapidement de son contenu qui est une cause d'intoxication pour le malade ; enfin, l'anus artificiel remédie à la paralysie qui suit quelquefois l'étranglement herniaire.

L'opération est simple, surtout pour ceux qui sont rompus à la chirurgie abdominale, mais l'est-elle beaucoup plus que la réunion avec bouton anastomotique et le praticien éprouvera-t-il plus de difficultés à placer ce bouton qu'à exécuter les sutures nécessaires à l'établissement de l'anus artificiel ?

On dit aussi que le bout supérieur se vide facilement et n'est plus menacé de paralysie, d'où disparition de l'intoxication. Dans le travail de Lockwood (1), nous voyons que, même chez des malades dont l'intestin avait été traité par la méthode de Lawrence, cette non-évacuation des matières contenues dans le bout supérieur s'est produite par paralysie intestinale. Une malade de Mickuliez a eu une coudure du bout supérieur au voisinage de l'anneau. On ne peut donc dire que l'établissement d'anus contre nature mette sûrement à l'abri de ces accidents. De plus, ce traitement présente de graves inconvénients qui n'existent pas avec l'entérorraphie immédiate. Les matières fécales en coulant sur le champ opératoire peuvent infecter la paroi et provoquer la formation d'un érysipèle, ou d'un phlegmon de la région du sac qui peut inoculer le péritoine.

______

(1) Lockwood. *Loc. cital.*

De cette région partent quelquefois des embolies septiques déterminant la gangrène du poumon.

D'autres fois ce sont des thromboses (phlébite crurale en particulier). Plus tard, le contact permanent des matières fécales irrite la peau, et cette irritation, jointe au port d'appareils, peut provoquer des ulcérations qui deviennent le point de départ d'infections secondaires.

Si l'infection, sous quelque forme qu'elle se présente, est le danger le plus redoutable, ce n'est pas le seul que présente l'établissement de l'anus contre nature. Quelques complications qui sont regardées par certains auteurs comme propres à la suture intestinale ont été observées, entre autres la perforation du bout supérieur, (English, Chapplain). On a signalé (1) une disposition particulière en X des deux bouts de l'intestin; cette disposition, plus fréquente qu'on ne le croit généralement, serait cause de difficultés dans l'évacuation des matières fécales.

Tous ces accidents évités, si l'anus siège sur un point élevé du tube digestif, le malade court encore un grand risque, celui de mourir d'inanition, chose qui est assez fréquemment observée. Sur 41 cas d'anus contre nature non traités, Barette en trouve 17 qui se terminèrent de cette façon.

Enfin, l'anus contre nature est une infirmité dégoûtante qui nécessite un traitement complémentaire. Quel que soit ce traitement, il faut savoir qu'il ne peut être complètement inoffensif et que bien souvent il est suivi d'insuccès.

---

(1) Barette. Thèse Paris, 1883.

Si nous opposons à l'anus contre nature la résection avec restauration du conduit intestinal, nous voyons que cette opération est parfaitement idéale, la question de la gravité de l'intervention étant mise à part, puisque lorsqu'elle réussit le malade guérit complètement, rapidement, sans aucune infirmité et sans être exposé aux inconvénients que nous venons de signaler pour l'anus contre nature. Reste à démontrer que cette gravité n'est pas plus considérable qu'avec la suture des deux bouts de l'intestin à la peau.

On croit généralement que la mortalité suivant la résection avec restauration immédiate est beaucoup plus grande que celle qui suit l'ancienne opération ; aussi beaucoup de chirurgiens restreignent-ils les cas où ils en trouvent l'indication. Quels sont les reproches faits à l'entérectomie ? Nous avons vu qu'on accusait cette opération de ne pas favoriser l'évacuation du bout supérieur de l'intestin. Il existe, il est vrai, des cas indiscutables où cet accident est noté, mais n'en est-il pas quelquefois de même avec l'anus contre nature (Lockwood). D'ailleurs, pourquoi les matières fécales s'accumuleraient-elles au-dessus d'une anastomose intestinale large, plus qu'au-dessus d'un orifice intestino-cutané ? Dira-t-on qu'il s'agit là d'une question de calibre ? A cela nous pourrons répondre qu'il suffit de créer une anastomose de largeur égale à l'ouverture qu'aurait l'anus contre nature ; mais de nombreux exemples viennent, du reste, montrer que, même avec un calibre paraissant extrêmement minime, le contenu de l'intestin peut cheminer avec facilité. Une malade, opérée par notre collègue et ami Batigne, avait une hernie crurale, dont l'anneau extrêmement serré semblait juste suffisant pour laisser passer les parois de l'intestin et rien que ces parois. Cependant, il n'y avait aucun signe d'arrêt dans la circulation fécale. Il faut, croyons-nous, incriminer à peu près uniquement l'état des tuniques musculaires de l'intestin. De même que dans certaines arthropathies, des malades avec des lésions articulaires minimes ont une impotence fonctionnelle énorme due à des lésions musculaires, de même certains opérés avec des voies d'évacuation très suffisantes ne peuvent vider leur intestin.

Dans ce cas, il faut tenir compte de la paralysie et de l'atonie du bout supérieur.

Lorsqu'il existe une grande distension de l'intestin par les fèces et les gaz en amont de la hernie et que la paralysie des fibres musculaires paraît devoir continuer, même après la levée de l'obstacle, Julliard préconise l'anus contre nature et la résection avec suture trois semaines plus tard; mais si la lésion siège sur une partie élevée du tube digestif, l'épuisement s'aggrave et Riedel propose de faire cette résection le plus tôt possible. Page l'a exécutée avec succès le 11° jour. Kendal Franks a vu cette résection secondaire faite dans les 24 heures avec un résultat très satisfaisant.

Dans des cas analogues, nous ne serions pas éloigné de croire que la thérapeutique la plus rationnelle serait de pratiquer l'anastomose latérale, de fermer en cul-de-sac le bout inférieur et de fixer le bout proximal sur un tube de Paul. De cette façon, l'intestin se vide aisément et au besoin on peut faciliter cette évacuation par des lavages de l'intestin à l'eau stérilisée. La plaie n'est pas souillée par le contact incessant des matières, qui, grâce au drainage, peuvent s'écouler au loin par le tube et passent d'ailleurs, en partie par l'anastomose. Au bout de peu de jours, on disséquerait le bout supérieur dans ses adhérences et on le fermerait en cul-de-sac.

On a reproché aussi au rétablissement de la continuité des voies digestives, ce fait qu'on est à la merci de sutures intestinales mal faites. Ce reproche ne s'applique qu'à la méthode de la suture. D'ailleurs n'en est-il pas de même pour toutes les opérations et les mauvais chirurgiens n'ont-ils pas de plus mauvaises statistiques que les opérateurs habiles ; l'anus contre nature lui-même nécessite des sutures demandant une certaine habitude de la chirurgie.

Quant à la continuation de la gangrène dans le bout supérieur, elle existe tout aussi bien après l'établissement d'un anus contre nature qu'après l'entérectomie, et elle est en rapport, non avec la manière dont on a traité les deux bouts, mais avec l'étendue des lésions qui parfois peuvent passer inaperçues.

Lorsqu'il existe des altérations de la portion afférente (œdème, congestion), lorsqu'il y a de grandes difficultés à dire où finit la portion d'intestin privée de vitalité, la conduite à tenir est simple : réséquer largement, la clinique montrant que chez l'homme on peut enlever une grande longueur d'intestin (Kocher, Kœberlé, Hahn). Trzebicki pense qu'on peut sans danger pratiquer l'exérèse de 3 mètres d'intestin.

Pour comparer les deux méthodes de l'entérectomie et

de l'anus contre nature, il faut mettre en regard, non pas la mortalité brute des deux opérations, mais d'un côté, la léthalité qui suit l'union des anses intestinales après résection, et de l'autre celle de l'établissement de l'anus contre nature en y ajoutant celle des opérations complémentaires.

Soit par exemple 100 malades opérés par entérectomie avec restauration immédiate du conduit intestinal chez lesquels on observe une mortalité a.

D'un autre côté 100 malades chez lesquels on établit un anus contre nature avec b décès.

Les 100 — b malades qui auront survécu à l'opération auront à en subir une deuxième dont la mortalité sera par exemple de c pour 100.

Pour évaluer les nombres x et y d'opérés complètement guéris, on aura d'un côté

$$x = 100 - a$$

de l'autre

$$y = 100 - b - \left(\frac{(100 - b)\,c}{100} \right)$$

En réalité, le plus souvent on ne compare que les statistiques brutes mettant en regard le nombre d'opérés qui succombent à l'établissement d'un anus contre nature et ceux qui meurent après résection et anastomose intestinale.

D'autre part, Makins(1), Cotterill (2) comparent simple-

(1) MAKINS. *Saint-Thomas Hosp Report*.
(2) COTTERILL. *Edimburg Med Journal*.

ment les résultats fournis par l'exérèse dans le cas d'anus contre nature et dans celui de gangrène herniaire et concluent de la façon suivante : « Les statistiques établissent principalement que les meilleurs résultats après résection de l'intestin sont obtenus dans le cas d'opération pour cure d'anus contre nature. En d'autres termes il semble moins hasardeux de faire l'opération en deux temps que de compléter l'opération en enlevant la partie gangrenée » (Cotterill). Personne n'a jamais dit que la résection était moins grave lorsqu'on intervient pour anus contre nature que lorsqu'on opère une hernie gangrenée, mais la mortalité est-elle donc nulle lorsqu'on suture les deux bouts d'intestin à la peau au lieu de les anastomoser ?

Rendons-nous compte de ce qui existe en réalité. Si l'on prend les statistiques des principaux chirurgiens dont toutes les opérations sont relatées, et non point seulement les cas isolés publiés de ci de là, qui ne sont généralement pas les cas les moins heureux, on a des éléments d'une grande importance pour juger la valeur réelle d'une opération.

Voyons ce que donnent les statistiques ayant trait à l'établissement de l'anus contre nature.

Franks (1) a recueilli 202 cas avec 163 décès, 39 guérisons. Mortalité, 80,7 pour 100.

Tostivint (2) 98 cas, 70 décès. — Mortalité 71,5 pour 100.

Mickulicz (3) 91 cas, 72 décès. — 76 pour 100.

Plusieurs observations sont communes à ces trois sta-

(1) FRANKS. *Medico-chirurg. Transact.* 1893. p. 197.
(2) TOSTIVINT. *Thèse Lyon.* 1891.
(3) MICKULICZ. Congrès des Naturalistes et Médecins allemands, 1891.

— 158 —

tistiques, aussi ne peut-on faire la moyenne, mais le travail de Franks étant le plus récent, contient la majeure partie des observations contenues dans les autres statistiques. Elle se décompose comme il suit :

Korte . . .	28 cas.	12 guérisons.	16 morts.
Fröbrichsain .	16 —	6 —	10 —
Poulsen . .	29 —	4 —	25 —
Reichel . .	15 —	3 —	12 —
Kocher . .	7 —	1 —	6 —
Cohn . . .	26 —	5 —	21 —
Ill... . .	29 —	4 —	25 —
Lockwood .	42 —	4 —	38 —
Total .	202 cas.	39 guérisons.	163 morts.

Sur 7 cas personnels Chaput 1) a eu 6 décès. — Mortalité 85,7 pour 100.

Ces résultats ne sont guère brillants on le voit, et ne plaident guère en faveur de l'opération de Littre. Voyons maintenant ce que donne la résection avec anastomose :

Parmi les travaux les plus récents et les plus complets se trouve celui de Kendal Franks qui a pu réunir 222 cas avec 104 morts, d'où léthalité de 47 pour 100. Ce chiffre, de l'aveu même de Franks, est au-dessous de la vérité, beaucoup de cas malheureux n'étant pas rapportés, mais si l'on dépouille les statistiques et si on regarde ce que donne l'opération dans les mains d'opérateurs comme Kocher, Hagedorn, Mickuliez qui publient intégralement leurs opérations on voit que :

<hr>

(1) Chaput. Thérapeutique chirurgicale de l'intestin, 1896.

Kocher, sur 19 opérés a eu 9 guérisons, 10 morts. Léthalité 52,5 p. 100.
Hagedorn, sur 16 — 7 — 9 — — 56 —
Mickuliez, sur 21 — 14 — 7 — — 33,3 —

En faisant le total on a :

Opérés 56. Guérisons 30, morts 26. Léthalité 46 pour 100.

Ces résultats sont aussi probants que possible. D'ailleurs si sortant des données de la clinique on passe à l'expérimentation, celle-ci vient confirmer les résultats de celle-là.

En provoquant artificiellement le sphacèle intestinal chez des animaux et en traitant celui-ci systématiquement par séries, tantôt par la résection avec restauration immédiate, tantôt par l'anus contre nature, on se rend compte que la mortalité est plus élevée dans la deuxième série que dans la première. C'est ce qu'a fait Beck (1).

La seule objection que l'on pourrait faire aux conclusions de cet auteur est que chez certains animaux, chez le chien en particulier, l'anus contre nature est rapidement mortel. J'ai cherché moi-même à en établir, je n'ai eu que des insuccès, l'animal maigrissant très rapidement, la peau au voisinage de l'anus artificiel rougissant, s'ulcérant en quelques jours et la mort arrivant rapidement sans trace de réaction péritonéale. Le chat (qui a servi aux expériences de Beck) présente-t-il cette même particularité, c'est ce que je ne saurais dire, n'ayant jamais eu l'occasion d'expérimenter sur cet animal, mais je me contente de soulever la question.

____

(1) Beck. *Medical Record*, 8 avril 1893, p. 517.

A toutes ces raisons quelques chirurgiens opposent que les meilleurs cas sont réservés à la suture intestinale et les plus mauvais à l'anus contre nature. Cela peut être vrai pour certains cas et nous sommes absolument persuadés que les statistiques de Franks sont beaucoup trop favorables, mais n'accusent-elles pas 54 guérisons pour 100. Quelques-uns des chirurgiens qui y sont cités n'ont peut-être tenté la suture que parce qu'ils se trouvaient en présence de malades en très bon état sans collapsus et auraient peut-être établi un anus contre nature en toute autre circonstance, mais à côté de ces faits nous en voyons où l'intervention eut lieu en pleine péritonite (Czerny, Barling, Travalli). Aussi ne saurions-nous souscrire complètement à l'avis de Barette « ..... il faut tenir compte de plusieurs circonstances qui auraient pu peser sur la détermination des opérateurs et qui étaient à nos yeux une contre-indication formelle à l'opération ».

On peut admettre en principe que sauf les cas où l'état général du malade est tel que celui-ci se trouve hors d'état de supporter l'anesthésie, lorsqu'il y a une péritonite généralisée intense, le rôle du chirurgien doit être de parer au plus pressé et d'aller relever l'obstruction — sans espérer toutefois grand'chose de son art, — mais ces cas peuvent être regardés comme à peu près exceptionnels. En effet, s'il y a seulement péritonite au début, l'anastomose entre le bout proximal et le bout distal étant faite, on peut pratiquer un lavage de la séreuse péritonéale, et on peut drainer — chose impossible à faire avec un anus contre nature qui laisse échapper des matières fécales venant à tout instant souiller la plaie. A l'infection péritonéale on ajoute l'infection de la peau. — Voilà où est le danger à éviter. Aussi à l'heure actuelle on peut dire que l'établissement d'un anus contre nature est une opération plus dangereuse et moins radicale que l'entérectomie qui peut être pratiquée avec une rapidité presque égale.

Nous n'avons pas encore parlé jusqu'ici du procédé de Martinet (de Sainte-Foy-la-Grande), qui n'est applicable que dans le cas de gangrène limitée de l'intestin, et qui consiste à invaginer dans l'intérieur de celui-ci la plaque de gangrène et à la maintenir dans cette position, en adossant au devant d'elle la séreuse par quelques points de suture de Lembert. « Ce procédé peut être exécuté toutes les fois que la partie gangrenée a la forme d'une plaque, ne dépassant pas le diamètre d'une pièce de 2 francs en largeur et 9 centimètres en longueur, ou lorsqu'il y a une escarre circulaire mais étroite occupant toute la circonférence de l'intestin » (Guinard) (1).

Dans le cas de sphacèle annulaire il faut que l'étendue en hauteur de l'escarre soit bien faible, pour que ce procédé puisse être exécuté sans danger de créer une valvule mettant obstacle au cours des matières contenues dans le bout supérieur de l'intestin.

Néanmoins dans les cas de gangrène limitée le procédé du « tout à l'égout » est excellent. Il a déjà fait ses preuves et donné de très bons résultats dans les mains de A. Guinard, Piechaud (2), etc.

Nous ne nous sommes placés jusqu'ici qu'au point de

---

(1) Guinard. *Bulletin gén. de thérapeut.*, 30 novembre 1891.
(2) Piechaud. *Bulletin de la Société chirurg.* Tome XX. p. 92.

vue de la gangrène confirmée de l'intestin, mais à côté des cas où le sphacèle est bien manifeste, il est toute une série de cas où il est difficile d'affirmer si une partie d'intestin est totalement privée de vitalité. Dans ces cas Poulsen(1)a proposé d'attirer l'intestin au dehors et de le garder en observation. Si le sphacèle se produit on se trouve en présence d'un anus contre nature. Si au bout de quelques jours la vitalité de l'intestin ne paraît pas menacée, on dissèque les adhérences en voie de formation et on le réduit.

Thorkild Rovsing (2) a publié trois cas de gangrène douteuse traitée de cette façon avec une guérison et deux morts ; l'une de péritonite aiguë, l'autre de septicémie due à un phlegmon de la plaie herniaire quelques semaines après l'opération. Avec une bénignité apparente, cette méthode donne donc des résultats qui ne sont guère encourageants si l'on considère que l'on se trouve en présence de cas exceptionnellement favorables ; les observations sont trop peu nombreuses pour la juger, mais jusqu'ici elle paraît tout aussi dangereuse sinon plus dangereuse que la résection qui serait exécutée dans les meilleures conditions.

Le procédé d'Helferich (3) consiste à exécuter une anastomose entre les deux anses proximale et distale et à garder au dehors la portion d'intestin menacée. Deux malades opérés par Helferich ont donné une mort et un succès. Davis (4) a publié une observation où il exécuta le

---

(1) Poulsen. *Berlin. Klin. Wochens*, 18 avril 1892.
(2) Thorkild Rovsing. *Hospitals Tidende*. R 3 Bd 10, p. 465.
(3) Helferich. *Verhandlungen der Deutsch Gesellschaft für chir.*, 1890.
(4) Davis. *Journ. of the american medical assoc.*, 25 mai 1895, p. 797.

procédé d'Helferich pour sphacèle intestinal avec perforation. La fistule créée au niveau de cette dernière après s'être refermée s'ouvrit de nouveau et le malade finit par succomber avec un abcès du poumon et de la dégénérescence amyloïde du foie et de la rate. Kredel (1) et Salzewedel (2) ont publié chacun une observation de gangrène douteuse de l'intestin traitée avec succès par le procédé d'Helferich.

Dans ce procédé qui est de beaucoup supérieur à celui de Poulsen, on exécute un des temps de la résection intestinale, la restauration du conduit alimentaire, et si plus tard un anus vient à s'établir, il n'y a plus qu'à fermer l'orifice artificiel sans s'inquiéter du cours des matières qui se fait par l'anastomose. Mac Graw (3) a conseillé dans des cas de ce genre d'établir un anus contre nature après anastomose par la méthode de la ligature élastique.

Lorsqu'on croit devoir pratiquer la résection, on peut se demander s'il faut l'exécuter au niveau de l'orifice herniaire. Quelques auteurs, Clutton (4), Lane (5), dans le cas de hernie crurale ou inguinale, lorsqu'ils ont reconnu la nécessité de pratiquer la résection, font une laparotomie médiane et attirent les deux bouts de l'intestin à anastomoser, par cette ouverture qui leur donne plus de jour pour exécuter les sutures. Cette pratique est évidemment plus commode pour le chirurgien mais elle offre un incon-

(1) Kredel. *Centralblatt für chir.*, 1890, p. 591.
(2) Salzewedel. *Berlin. Klin. Wochens*, 16 juin 1890.
(3) Mac Graw, *Journal of americ. medic. assoc.*, 16 mai 1891, p. 685.
(4) Clutton, *Annales of Surgery*, 1894. p. 417.
(5) Lane. *Transact of the clin. Society of London.* 1891. p. 182.

vénient : le passage de l'anse gangrenée septique à travers la cavité péritonéale peut infecter cette dernière quelles que soient les précautions prises pour éviter tout contact avec les tissus malades, et mieux vaut se contenter de débrider plus largement l'orifice herniaire.

En résumé, lorsque au cours d'une herniotomie on se trouve en présence de sphacèle intestinal, le procédé de choix est d'après nous la résection avec restauration immédiate de la continuité du tube digestif.

Dans le cas de grande distension du bout supérieur avec paralysie de l'intestin, nous pensons qu'il est peut-être prudent d'établir un débouché immédiat pour le contenu de celui-ci, en pratiquant comme nous l'avons déjà dit, une anastomose latérale fermant en cul-de-sac le bout distal et liant sur un tube évacuateur le bout proximal qu'on fermera quelques jours après.

L'anus contre nature ne sera établi que lorsque l'état général du malade est très mauvais (Schock, collapsus, etc.) ou lorsqu'il existe une péritonite intense.

§ 2. — Occlusion intestinale.

L'incarcération herniaire n'est pas la seule cause de gangrène intestinale, et l'on peut être amené à pratiquer une entérectomie pour sphacèle intestinal de toute autre cause. Dans le cas de volvulus, par exemple, l'état de l'intestin tordu est analogue à celui d'une anse étranglée. Au bout de quelque temps l'anse tordue se laisse distendre par une accumulation de gaz, sa vitalité s'altère, et il se produit des éraillures de la séreuse. Les tuniques sous-jacentes tendues finissent quelquefois par se perforer. Même lorsque la perforation ne se produit pas par ce mécanisme, on voit souvent se former des plaques de gangrène qui, lors de leur élimination, établissent une communication entre l'intestin et la cavité péritonéale.

Au niveau de la torsion il peut se faire des perforations analogues à celles qui se produisent au niveau du collet d'une hernie incarcérée. Dans ces conditions, on comprend qu'il n'y ait aucune différence de traitement entre l'anse herniée et l'anse en état de volvulus. Des lésions semblables demandent un traitement semblable et nous ne répéterons pas ici ce que nous avons dit à propos de la gangrène herniaire, nous étant suffisamment étendu sur ce sujet.

Lorsqu'on intervient pour occlusion intestinale, la cavité abdominale étant ouverte, on peut se trouver en présence d'une invagination. On donne souvent le conseil de chercher à réduire le déplacement en tirant sur le bout invaginé et en le refoulant par des pressions de bas en haut (Hutchinson). Lorsque ces manœuvres ne suffisent pas, Ashurst (1) a préconisé la pratique suivante. On ouvre l'intestin au-dessous de l'invagination et on repousse directement le segment invaginé avec le doigt introduit dans l'intestin par l'orifice ainsi créé. Dans ces manœuvres, il arrive quelquefois que l'intestin se déchire, comme cela est arrivé à Lockwood (2) et à Debaisieux (3), ou que,

(1) Ashurst. *Encyclop. intern. de chirurg.* T. VI. p. 585.
(2) Lockwood. *British Medical Journal*, 17 janvier 1891.
(3) Debaisieux. *Annal. de la Soc. Belge de chir.*, 15 mars 1895. p. 173.

voulant éviter cet accident et limitant les tractions, on ne puisse réduire cette invagination. En de semblables occurrences on sera souvent obligé de traiter ce segment intestinal comme une tumeur.

Enfin l'invagination, s'accompagnant parfois de gangrène du cylindre invaginant, il faudra traiter l'intestin comme dans le cas de sphacèle d'origine herniaire.

Il peut arriver que chez des malades atteints d'occlusion aiguë, on trouve à l'ouverture de l'abdomen que l'arrêt de de la circulation des matières est dû à la présence de brides qui compriment l'intestin (brides mésentériques, persistance du canal omphalo-mésentérique, etc.) Dans ces cas s'il y a quelque trouble dans la vitalité de l'intestin au niveau de la compression, on est quelquefois obligé de pratiquer une résection partielle des tissus malades. Parfois il existe plusieurs points où l'intestin est comprimé. Dans un cas de Wiggin (1) une première bride ayant été rompue on en trouva une deuxième: au niveau de chacune d'elles, l'intestin était altéré, ecchymotique, noir. On se demande si la gangrène allait se produire ou non. Wiggin ne fit pas la résection parce que la longueur du segment compris entre ces deux brides était de 2 pieds. Il se contenta de faire l'entérotomie temporaire. Plus tard il y eut formation d'abcès et dans une deuxième intervention, on vit que l'intestin s'était rompu en deux endroits. Le malade mourut. Peut-être une résection faite lors de la première opération l'eût-elle sauvé.

______

(1) Wiggin. *N.-York Med. Journ.*, 1 décembre 1843. p. 673.

CHAPITRE II

ENTÉRECTOMIE DANS LES FISTULES STERCORALES.

§ 1. — *Anus contre nature et fistules entéro-cutanées.*

Nous n'avons pas dans ce chapitre l'intention de nous égarer en considérations historiques sur le traitement de l'anus contre nature. Aussi ne parlerons-nous pas du traitement médical qui le plus souvent est absolument impuissant à guérir cette infirmité. C'est exceptionnellement que l'on voit un anus contre nature vrai guéri sans intervention chirurgicale.

Quelle que soit cette intervention elle doit remplir un double but :

1° Rétablir le cours des matières ;

2° Fermer l'orifice anormal.

C'est pour répondre à la première de ces indications que Dupuytren a imaginé l'entérotomie. Il avait du reste été précédé dans cette voie en Amérique par Physick qui plaçait pendant 8 jours une ligature sur l'éperon, puis sectionnait au bistouri suivant la ligne de la ligature.

L'entérotomie peut être faite soit par la méthode lente

de Dupuytren, et dans ce cas elle exige des instruments spéciaux (entérotomes) soit par la méthode rapide (Richelot) (1) au bistouri.

Tous les entérotomes — et ils sont nombreux — sont passibles d'un certain nombre d'objections, auxquelles n'échappent pas même les plus perfectionnés de Collin, Lécuyer, Chaput ; le plus souvent l'application en est douloureuse, et chez quelques malades on l'a même vue provoquer la syncope (Adam (2), Chaput (3). Un malade de Chaput présentait des vomissements avec élévation de la température qui nécessitèrent l'ablation rapide de l'appareil.

L'entérotome une fois tombé, la plaie peut se refermer par le mécanisme de la guérison des plaies angulaires, cette complication étant observée surtout sur les éperons épais.

Dans les anus où il existe un long trajet entre l'orifice profond et la peau, il faut détruire l'éperon sur une longueur assez considérable, et l'on est ainsi exposé à pincer en même temps une anse intestinale ou une portion de mésentère interposées entre les deux bouts de l'anus.

La cure de l'anus contre nature par l'entérotomie instrumentale nécessite plusieurs applications de l'appareil et demande plusieurs mois de traitement. Gœtz (4) a calculé que la durée moyenne était de 8 mois. Certains malades demandent à être débarrassés rapidement de leur

<hr>

(1) Bichelot. *Bullet. Soc. chir.*, 1889.
(2) Adam. *Gazette des hôp.*, 19 février 1895, p. 205.
(3) Chaput. *Arch. gén. de méd.*, 1895, t. II, p. 306.
(4) Gœtz. Genève, 1890.

infirmité; d'autres portent un anus tel, que l'entérotomie lente est absolument contre-indiquée : ce sont les anus haut situés et qui s'accompagnent d'une inanition et d'une cachexie rapides. Dans ce cas, il faut intervenir rapidement et radicalement sans s'attarder aux petits moyens (cas de Billroth et de Bouilly).

Lorsque le bout inférieur est rétréci, on comprend qu'il est impossible de songer à rétablir le cours des matières par ce procédé.

D'autres contre-indications viennent de la multiplicité des fistules, des échecs successifs de la méthode, etc.

Il s'en faut en effet de beaucoup que le succès suive toujours le traitement de l'anus artificiel par l'entérotomie.

Sur 23 cas Pollosson a constaté que 10 seulement ne nécessitèrent pas d'opération complémentaire. Sur ces 10, 8 malades guérirent, 1 succomba, 1 résultat est inconnu.

16 autres opérés eurent besoin d'interventions complémentaires. 10 de celles-ci furent suivies de succès, 3 de fistules, 2 ne furent pas améliorés, 1 malade mourut.

La statistique de Gœtz basée sur 113 cas montre que les résultats de la seule application de l'entérotome donne :

Guérison, 40 pour 100.

Insuccès, 52,5 pour 100.

Mort, 3,5 pour 100.

Nous voyons par là que dans la majorité des cas, la section seule de l'éperon ne suffit pas pour fermer l'orifice cutané; elle n'agit qu'en rétablissant le cours des matières, il faut ensuite fermer l'ouverture.

Le procédé le plus simple et le plus ancien, la cautérisation récemment remise en honneur par Chaput (1), a donné quelques succès, et lorsque par section de l'éperon l'anus artificiel est devenu simple fistule stercorale, on doit chercher d'abord par ce procédé la fermeture de l'orifice. C'est une méthode bénigne, extrêmement simple, à la portée de tout praticien ; malheureusement elle est souvent impuissante à terminer la besogne commencée par l'entérotome. Dans ce cas il faut combiner l'entérotomie à des interventions complémentaires, et recourir aux méthodes autoplastiques de Diffenbach, Malgaigne, Panas, Chaput. Ces procédés paraissent bénins parce que l'opérateur ne doit pas entrer dans la cavité péritonéale. En est-il de même en pratique? Pour qu'une bonne suture intestinale tienne, il faut que ses lèvres ne soient pas tiraillées, distendues. Les tissus sur lesquels vont porter ces sutures doivent être sains, faute de quoi l'on s'expose à de nombreux échecs. Dans ces conditions l'opérateur est conduit à disséquer largement les adhérences et à entrer dans le péritoine que l'on peut infecter d'autant plus facilement qu'il est impossible de le protéger contre l'issue de liquides septiques. Aussi vaut-il mieux entrer directement dans le péritoine, comme le conseille M. le professeur Le Dentu.

Les statistiques de Gœtz montrent que l'entérotomie combinée à des interventions complémentaires donne :

Succès, 77 pour 100.

Insuccès, 21,5 pour 100.

Morts, 1,5 pour 100.

---

(1) Chaput. *Bulletin de la Soc. de chir.*, 1896, p. 593.

(A noter 6 morts survenues par affection intercurrente jugée étrangère au traitement.)

Dans l'entérotomie par le procédé de notre maître le Dr Richelot, on prend l'éperon entre deux pinces à crémaillère, on le sectionne au bistouri et on suture immédiatement aux crins de Florence les lèvres divisées. Ce procédé rapide, brillant, a donné deux succès à M. Richelot (1) et un insuccès mortel à M. Chaput. Il est difficile à exécuter et demande une grande habileté chirurgicale. Comme pour l'entérotomie lente, il faut souvent une opération complémentaire, mais tandis que dans le procédé de Dupuytren la section de l'éperon demande plusieurs mois, elle est accomplie immédiatement dans l'entérotomie au bistouri.

M. Richelot (2) a imaginé un autre procédé qu'il a exécuté 2 fois : c'est l'anastomose terminale extra-péritonéale avec bouton de Murphy. On place chacune des deux moitiés du bouton dans un des bouts de l'intestin disséqué « en partie » dans ses adhérences, mais sans pénétrer dans la cavité péritonéale, ce qui écarte toute chance de péritonite. Malheureusement on rapproche des tissus très modifiés et l'on est exposé à la formation d'un foyer stercoral et à une récidive. Dans l'un des deux cas de M. Richelot on dut procéder à une deuxième opération, intra-péritonéale, cette fois ; dans l'autre, il y eut une fistule qui guérit spontanément.

Dans tous les cas où, pour les raisons que nous avons

---

(1) Richelot. *Bullet. Soc. chir.*, 1889.
(2) Thèse de Touche, 1896.

énoncées plus haut, la cure radicale de l'anus sera contre-indiquée : anus haut situés, entérotome mal supporté, échecs successifs du traitement, multiplicité des fistules, etc., il ne reste au chirurgien que deux manières d'agir : l'entéro-anastomose et la résection de la portion du tube intestinal qui contribue à former l'anus artificiel.

L'entéro-anastomose semble avoir de grands avantages sur la résection intestinale. Pour la pratiquer on ouvre la paroi abdominale loin de la surface souillée par les matières fécales; l'asepsie peut être mieux respectée. L'entéro-anastomose permet de créer un orifice de communication large entre le bout supérieur et le bout inférieur de l'intestin.

Ses partisans invoquent la facilité avec laquelle on peut unir une anse très dilatée avec une anse rétrécie, disposition qu'on rencontre souvent sur les bouts proximal et distal de l'anus artificiel.

A notre avis nous ne voyons pas que ce procédé de traitement soit le procédé idéal; en effet bien que les matières puissent passer du bout supérieur dans le bout inférieur il n'en reste pas moins un fait établi, c'est que les liquides intestinaux ont une tendance manifeste à sortir par l'orifice intestino-cutané en partie tout au moins, et il faut encore fermer la fistule qui subsiste. L'entéro-anastomose a rempli à peu près uniquement le but de l'entérotome; aussi les chirurgiens qui pratiquent cette opération ont-ils imaginé, pour empêcher l'issue des matières par l'orifice anormal, plusieurs procédés qui ont pour but de rétrécir ou d'annuler le calibre de l'intestin. Comte, après avoir exécuté l'anastomose, fait faire un coude transversal à la portion de l'intestin qui est située entre l'anastomose et l'orifice anormal, et fixe l'intestin dans cette position par quelques sutures. M. Le Dentu, pour oblitérer le calibre de l'intestin, fait un pli longitudinal et le maintient par des sutures. Il s'établit des adhérences qui suffisent pour rétrécir la lumière intestinale, mais nous ne savons pas si ces adhérences sont absolument définitives et nous pensons qu'elles doivent disparaître petit à petit, et que l'intestin doit retrouver sa perméabilité à la longue. De toute façon, il subsiste toujours une sorte de fistule borgne externe qui sécrète encore des mucosités et nécessite le port d'un bandage ou d'un pansement.

M. Chaput a oblitéré la lumière de l'intestin en liant autour de celui-ci des lanières de gaze iodoformée.

Kœrte après entéro-anastomose sectionne les deux bouts entre l'anastomose et l'orifice cutané, puis il ferme chacun des quatre orifices ainsi créés. Dans un cas, ce chirurgien a même fait l'extirpation du segment situé au-dessous de l'anastomose entre celle-ci et l'anus artificiel, arrivant ainsi à pratiquer une véritable résection de l'intestin.

Les critiques qui ont été faites à cette dernière sont :

1° La mortalité élevée : Gœtz sur 77 observations a relevé 25 morts : 16 de péritonite, 3 d'occlusion, 1 d'embolie pulmonaire, 5 d'accidents variés.

Aux faits relativement anciens de Gœtz, M. Le Dentu (1) a ajouté 40 cas nouveaux sur lesquels on n'a plus relevé que 5 morts, ce qui abaisse la mortalité générale à 26 pour

____

(1) Le Dentu, Congrès de chirurg., 1895.

100 et en ne tenant compte que de ces 40 derniers cas à 12,5 pour 100. Si l'on consulte les statistiques d'un chirurgien dont toutes les opérations sont relevées, nous voyons que la résection dans les mains de Billroth a donné 9 succès sur 9 opérés. Doyen (1) a eu 1 mort sur 3 opérés, encore cette mort est-elle imputable à l'action d'un lavement corrosif pris par le malade sur le conseil d'un empirique. Pollosson (2) sur 6 cas a eu 5 guérisons. La technique de la résection s'améliore et l'on peut espérer avoir une léthalité sinon nulle, tout au moins extrêmement faible. L'entérotomie simple est-elle absolument inoffensive ?

2° L'inégalité des deux bouts rend la suture intestinale difficile. C'est un reproche qui peut s'adresser à l'entérorraphie circulaire, mais qui n'attaque en rien la valeur de la résection avec anastomose latérale.

3° Les sutures sont difficiles à exécuter grâce à l'adhérence de l'intestin à la paroi et à l'épiploon au voisinage de l'anus artificiel. On peut éviter cette difficulté en ayant soin de réséquer suffisamment l'intestin et en opérant comme nous le dirons plus loin.

4° Il est difficile, en détachant l'intestin de ses adhérences, d'éviter des hémorragies assez abondantes et dont l'hémostase est longue et pénible.

5° L'antisepsie est très difficile à appliquer près de l'orifice anormal. Ces deux critiques s'appliquent surtout à la résection intestinale exécutée en détachant l'intestin de ses adhérences en allant de dedans en dehors et dissé-

(1) Doyen. *Arch. provinc. de chir.*, 1892.
(2) Jeannin. Thèse Lyon, 1894.

quant cet intestin pour l'attirer hors de l'abdomen, par l'orifice cutané. Mieux vaut pratiquer l'incision péritonéale d'emblée comme la pratiquent Senn (1), Gangolphe (2), Lauwers de Courtrai (3), Cripps.

La plupart des chirurgiens qui ont recours à ce procédé commencent par pratiquer l'occlusion extemporanée de l'orifice ou des orifices de l'anus artificiel. A cet effet, on peut employer de la gaze stérilisée dont on bourre les bouts distal et proximal après désinfection du champ opératoire. D'après Senn, la gaze ne suffirait pas pour empêcher l'arrivée des matières pendant l'opération, et il serait préférable de faire une véritable suture des ouvertures intestinales.

Ceci fait, on pratique une incision elliptique parallèle au grand axe de la zone morbide et en dehors des portions cicatricielles. Cette incision comprend tous les tissus jusqu'au péritoine exclusivement. Une boutonnière est pratiquée sur cette séreuse. Un doigt introduit par cette boutonnière permet d'explorer la cavité abdominale et de continuer à l'ouvrir *en voyant ce qu'on fait*. Sur le doigt dont la pulpe suit la séreuse pariétale, on fait glisser l'une des branches d'une paire de ciseaux et l'on coupe le péritoine en suivant l'incision superficielle, toute la zone des tissus indurés formant l'anus est ainsi isolée du reste de la paroi abdominale et n'est plus adhérente qu'aux deux bouts contribuant à former l'ouverture anormale. On enveloppe le tout dans des compresses stérilisées et l'on

(1) Senn. *American journ. of obstetrics*, septembre 1895, p. 321.
(2) Gangolphe. *Revue de chir.*, 10 avril 1896, p. 295.
(3) Lauwers. *Ann. de la Soc. belge de chir.*, 15 janvier 1893, p. 39.

pratique la résection comme si l'on avait affaire à *une tumeur*.

Il est bon de faire la résection large, quelques centimètres d'intestin de plus ou de moins ne nuisant pas au bon fonctionnement de l'appareil digestif. De cette façon on peut faire les sutures sur un intestin parfaitement sain, ce qui est un grand point pour la réussite de l'intervention.

Senn préconise le plan incliné de Trendelenburg qui faciliterait beaucoup l'opération.

Pour nous résumer, nous dirons qu'en présence d'un anus contre nature situé sur la portion inférieure du tube digestif, ne s'accompagnant pas de cachexie et sans éperon, anus dont la cure est réclamée dans un but pour ainsi dire esthétique, on doit commencer par essayer d'oblitérer l'orifice par la cautérisation associée à la compression.

S'il y a un éperon, on peut commencer par appliquer l'entérotome si celui-ci est bien supporté, puis on fera des cautérisations.

Si l'anus est haut situé, s'il existe au niveau de l'orifice anormal des lésions inflammatoires mal éteintes (abcès, lymphangites) empêchant toute intervention à quelque distance de la plaie, on pratiquera l'entéro-anastomose avec ligature des anses conduisant à l'anus.

Toutes les fois que l'anus contre nature est haut situé, s'accompagne de cachexie et que l'état de l'orifice permet d'opérer dans la région qui l'entoure, on pratiquera la résection.

Toutes les fois que les opérations plastiques ou l'entéro-anastomose auront échoué, c'est encore à la résection que l'on devra avoir recours.

La résection sera pratiquée largement en faisant l'incision péritonéale d'emblée et en enlevant l'intestin comme un néoplasme adhérent à la peau.

§ 2. — *Fistules entéro-génitales et entéro-urinaires.*

Pour fermer une fistule iléo-vaginale, le chirurgien n'a que deux modes de conduite à tenir: cautériser le trajet comme l'a fait dernièrement avec succès M. Chaput (1), ou bien pratiquer la résection de l'intestin en intervenant par l'abdomen. Ici l'opération ne peut pas être menée comme pour une fistule entéro-cutanée. A cause du voisinage d'organes importants dans le petit bassin, il vaut mieux ne pas chercher à disséquer les deux bouts qui se rendent à l'orifice vaginal. Si la cautérisation échoue, on pratiquera la laparotomie. Après avoir reconnu les deux bouts de l'anse qui contribue à former la fistule, on sectionnera chacun d'eux. L'orifice du bout pylorique sera uni à celui du bout distal, ainsi que l'a fait Nasath (2). Quant aux orifices de l'anse fistuleuse, ils seront soit suturés à la peau, soit invaginés et oblitérés. De toute façon il y aura une petite fistule, cutanéo-vaginale dans le premier cas, vaginale dans le deuxième, fistule qui du reste ne donnera que quelques sécrétions muqueuses de peu d'importance. Cette fistule vaginale n'étant pas apparente et sécrétant peu n'a aucun inconvénient.

----

(1) Chaput. *Soc. de chir.*, 13 mai 1896.
(2) Nasath. *Arch. für Klin. chir.*, t. 52.2. p. 330.

P. Delbocqut.   12

Comte (1) dans un cas de fistule pyourétéro-cæcale chez une femme de 40 ans, pratiqua l'iléo-colostomie avec coudure de la partie inférieure de l'iléon ; la malade mourut un mois après d'épuisement. Les matières fécales continuaient à passer en partie par la fistule, probablement par le gros intestin et Comte pense que, dans un cas semblable, il vaudrait mieux faire après anastomose latérale une section de l'intestin grêle au-dessous de l'abouchement et du bout rectal au-dessus, puis fermer par invagination les 4 orifices ainsi créés. — En réalité pratiquer une véritable résection de l'intestin.

(1) COMTE. *Revue méd. de la Suisse romande*, t. IX, p. 580.

CHAPITRE III

§ 1. — *Néoplasmes vrais.*

La thérapeutique idéale du cancer quelque soit son siège est encore à trouver, mais néanmoins depuis long-temps déjà les chirurgiens ont cherché à empêcher le développement des tumeurs malignes en pratiquant l'exérèse de celles-ci. Depuis un temps considérable ils s'attaquent aux tumeurs superficielles, mais ce n'est guère que depuis la fin du premier tiers de ce siècle, qu'on a cherché à extirper un néoplasme intestinal (le rectum étant excepté). La première entérectomie pour cancer eut un succès immédiat à peu près égal à celui de la première résection pour gangrène herniaire. Le malade de Reybard (1) guérit admirablement de l'opération. Pendant 6 mois, il n'y eut pas de récidive, puis celle-ci survint et emporta le malade un an après l'intervention.

Depuis cette première opération, de nombreux cas de résection avec suture immédiate ont été rapportés, mais le succès en a malheureusement été bien souvent inégal, et en tout cas inférieur comme résultat définitif à celui de

---

(1) REYBARD. *Bull. de l'Acad. de méd.*, 1843-1844. t. IX.

l'entérectomie pour hernie étranglée et surtout pour anus contre nature. Dans ces deux derniers cas on intervient pour guérir une affection locale, et lorsque le malade a échappé aux accidents immédiats qui peuvent suivre l'opération, il est définitivement rétabli, tandis que lorsqu'on intervient pour une affection néoplasique, quelque soit son siège, on est toujours menacé de voir survenir une récidive.

Est-ce à dire que l'art soit absolument désarmé contre ces néoplasmes et que la cure radicale n'en doive pas être cherchée ? Non ; il est des cas de tumeurs malignes opérées (ce n'est pas la majorité il faut l'avouer) qui n'ont pas récidivé au bout de plusieurs années. — Un exemple. — Sur 15 hystérectomies vaginales pour cancer du col utérin, M. Richelot (1) a constaté qu'il n'y avait pas de récidive : 1 an, 3 ans 1 mois, 3 ans 4 mois, 3 ans 6 mois, 4 ans 1 mois après l'opération. Chez d'autres opérées, la récidive est survenue au bout de 1 an, 1 an et 6 mois, 2 ans, 3 ans. Soit 9 cas où la récidive n'a pas été notée avant 1 an, dont 3 cas où il n'y avait pas de reproduction néoplasique plus de 3 ans après l'intervention. Ne sont-ce pas là des faits encourageants ?

Il est bien peu de chirurgiens qui, en présence d'une tumeur circonscrite, mobile, sans retentissement ganglionnaire, sans noyaux secondaires, ne pratiquent pas l'ablation de cette tumeur si elle siège dans la glande mammaire ou la langue. Pourquoi, lorsqu'il s'agit d'un néoplasme de l'intestin, ne pas suivre la même pratique que

---

(1) RICHELOT. *L'Hystérectomie vaginale.* Paris, 1895.

celle qu'on suivrait en présence d'une tumeur du sein, des lèvres, etc.

On pourrait objecter que ce qui est vrai pour ces organes, peut ne pas l'être pour l'intestin : un malade de Matlakowsky (1) qui avait été opéré pour cancer du cæcum s'accompagnant de perte de poids (43 kilogrammes) de teinte jaune paille revu 2 ans après était bien portant. Un opéré de Frank (2) était florissant 6 mois après l'intervention ; il n'y avait aucune trace de récidive. Une malade d'Abbe morte d'un néoplasme de l'ovaire 7 mois après intervention pour une tumeur de l'intestin n'avait pas de récidive locale. Koerte (3) a enlevé un cylindrome iléo-cæcal chez un malade dont la guérison s'était maintenue 2 ans et demi après. Il n'y avait pas récidive au bout de quelques ? mois chez une malade opérée par Robson (4) pour un épithélioma cylindrique. Chez un jeune garçon de 14 ans auquel le même chirurgien avait extirpé un carcinome, la guérison s'était maintenue 6 mois après.

Von Baracz (5) a publié un cas d'opération pour néoplasie du cæcum non récidivé 10 mois après l'intervention. D'autres guérisons sans récidive sont encore notées : Gilford, 6 mois après, pas de récidive ; Volkman 1 an et demi ; Bloch 1 an ; Bryant 1 an ; Martins 53 mois.

Lorsqu'il s'agit de cancers superficiels, l'indication est nette. Il faut enlever la tumeur si l'on peut tout enlever,

---

(1) Matlakowsky. *Deutsch. Zeit für chir.*, 1892.
(2) Frank. *Internationale Klinische Rundschau.* Vienne, 1893.
(3) Koerte. *Berlin. Klin. Wochens.*, n° 35, 30 août 1895, p. 791.
(4) Robson. *British. Med. Journ.*, 19 octobre 1895, p. 963.
(5) Von Baracz. *Centralblatt für chir.*, n° 27, 1894.

sinon on doit se contenter d'un traitement purement palliatif. Pour l'intestin il en est de même.

En présence d'un néoplasme intestinal on doit s'efforcer d'en chercher la cure par le seul mode de traitement rationnel : l'exérèse.

On ne peut savoir d'avance si un néoplasme du tube digestif est isolé, sans retentissement ganglionnaire... s'il est opérable ; aussi, doit-on faire la laparotomie toutes les fois que l'état général du malade permet d'intervenir ; le ventre ouvert, on complète par la vue et le toucher les renseignements que la clinique avait déjà fournis. D'après ce qu'on aura vu, on fera la cure du cancer ou une opération palliative, celle-ci étant presque toujours indiquée lorsque le néoplasme est inopérable.

Plusieurs cas peuvent se présenter.

On intervient au début de l'affection, on trouve une tumeur petite isolable, sans infection ganglionnaire lointaine. C'est le cas idéal, le cas que l'on doit traiter par la résection.

On se trouve en présence d'une tumeur adhérente à la peau sur une assez large étendue avec infection ganglionnaire étendue, chez un malade déjà cachectisé. On ne doit pas faire l'opération radicale.

Entre ces deux extrêmes, on peut rencontrer une quantité d'intermédiaires en présence desquels le chirurgien doit se guider surtout d'après les chances de récidive qui suivraient l'opération radicale.

Pour se rendre compte si une résection intestinale pour cancer a des chances de succès, il faut se baser bien plus sur l'état des ganglions, sur les adhérences aux or-

ganes voisins que sur l'étendue de la tumeur intestinale.
Peu importe la longueur de l'intestin à réséquer. Trzebicki (1) a montré qu'on pouvait supprimer une grande
longueur d'intestin sans altérer la nutrition. Du reste un
néoplasme est rarement assez étendu par lui-même pour
nécessiter une très large résection, mais s'il existait deux
foyers néoplasiques à une certaine distance l'un de
l'autre, il ne faudrait pas hésiter à sacrifier plusieurs dé-
cimètres d'intestin, si toutefois chacune de ces tumeurs
était limitée. S'il est impossible d'enlever la totalité du
néoplasme, il faut se résoudre à pratiquer l'entéro-anastomose sans résection, qui dans ces cas rend de très
grands services en supprimant les douleurs souvent into-
lérables qui accompagnent la traversée du néoplasme par
le contenu de l'intestin et en rendant l'appétit aux malades. Un opéré de Comte (2), qui avait des souffrances
très violentes après les repas, n'eut aucune douleur pendant 3 mois. Son appétit qui avait disparu reparut après
l'intervention et persista 6 mois, puis le malade succomba.
L'entéro-anastomose lui avait rendu l'existence suppor-
table pendant quelques mois. C'est une opération excellente, mais il ne faut pas lui demander plus qu'elle ne peut
donner ; nous ne saurions partager l'opinion des chirurgiens qui, dans tous les cas, préfèrent l'entéro-anastomose
à la résection, alléguant que le seul fait de l'anastomose
entre les parties d'intestin situées au-dessus et au-dessous
de la tumeur suffisent pour empêcher le développement

(1) Trzebicki. *Arch. für Klin. chirurg.*, 1895. t. XLVIII.
(2) Comte. *Revue médicale de la Suisse romande*, t. X, p. 402.

du néoplasme. Il est évident que l'accroissement de ce dernier peut être moins rapide, n'étant plus irrité par le passage des matières fécales, mais de là à l'affirmation que ce néoplasme ne se développe plus, il y a loin. Le grand bénéfice de l'entéro-anastomose est de permettre aux malades de se nourrir et de diminuer leurs douleurs, ce qui est déjà fort beau.

Jusqu'ici nous n'avons envisagé l'intervention pour cancer que dans le cas où le chirurgien n'a pas la main forcée par les événements. En pratique, on est souvent obligé d'opérer chez un malade atteint d'accidents aigus, occlusion ou invagination. Dans le cas d'invagination, on est en présence d'un néoplasme généralement limité, l'intestin qui forme la paroi externe de l'invagination est souvent le siège de phénomènes inflammatoires qui rendent dangereuse sa présence dans la cavité péritonéale. Le plus souvent l'opération pouvant être pratiquée rapidement *l'intervention de choix sera la résection.*

Il n'en est plus de même lorsqu'il y a *occlusion* vraie ; dans ce cas *la résection sera le plus souvent contre-indiquée.*

Il y a là contradiction apparente avec ce que nous disions à propos de la gangrène herniaire où nous nous sommes montré très radical, mais il faut se rendre compte que le chirurgien se trouve dans des conditions absolument différentes dans le cas de gangrène intestinale et d'occlusion par néoplasme. Dans le premier cas l'opération peut être accomplie rapidement. Il n'y a pas à rechercher la portion altérée de l'intestin, à la détacher de ses adhérences comme c'est le cas pour un néoplasme ; point de ganglions altérés à enlever. Lorsqu'on pratique une résection d'intestin pour cancer, il faut au contraire rechercher la portion d'intestin dégénérée, le plus souvent, on doit détacher avec précaution cette portion des viscères ou des parois du bassin auxquels elle adhère. Cette dissection faite, il faut aller enlever avec soin tous les ganglions qui pourraient être pris. C'est une intervention qui demande du temps et l'état général du malade ne permet pas le plus souvent de faire une opération longue. Dans ces conditions, le mieux est de pratiquer l'entérotomie au-dessus de la tumeur et quelques semaines après faire l'exérèse de la tumeur ainsi qu'Allingham (1), Paul (2), ont l'habitude de procéder. Dans ce cas, le tube de Paul (3) qui assure l'écoulement du contenu de l'intestin loin de la plaie opératoire, rend de grands services.

Si toutefois on pense pouvoir faire l'ablation du cancer rapidement, mieux vaut pratiquer de suite la résection.

Le néoplasme étant enlevé, c'est-à-dire *la cure radicale* étant accomplie, certains chirurgiens préfèrent fixer les deux bouts de l'intestin à la plaie et créer un anus contre nature, plutôt que de rétablir la continuité de l'intestin. Thiriar (4), Chavannaz (5), etc. Nous ne répéterons pas ici ce que nous pensons de l'anus contre nature qui est une infirmité dégoûtante et nous ne croyons pas qu'un malade, parce qu'il porte un anus artificiel, soit moins exposé à la

---

(1) ALLINGHAM. *London clinical Society*, 3 mars 1893.
(2) PAUL. *British Med. Journ.*, 25 mai 1895, p. 1136.
(3) PAUL. *British Med. Journ.*, 23 juillet 1892, p. 174.
(4) THIRIAR. *Ann. Soc. belge chirurg.*, 15 juin 1893, p. 40.
(5) CHAVANNAZ. Thèse Bordeaux, 1895.

récidive que si les deux bouts de son intestin réunis permettent un cours normal des matières fécales. Quant à la différence de gravité entre ces deux opérations, nous avons déjà dit à propos de la gangrène intestinale ce qu'il fallait en penser.

Hochenegg (1) a proposé dans le cas où l'extirpation est impossible de séparer l'anse malade du reste de l'intestin, comme dans une résection, mais sans détacher son anse de son mésentère. Ceci fait on pratique l'union des deux bouts proximal et distal, de façon à rétablir la continuité du tube digestif, puis on fixe à la peau les deux bouts de l'anse ainsi exclue de la circulation fécale. Dans une opération ultérieure on peut enlever la portion ainsi isolée.

Une méthode analogue, l'exposition de la tumeur proposée par Jaboulay (2), consiste dans une première opération, à détacher en partie le néoplasme et à l'isoler de l'abdomen, puis dans une deuxième on pratique l'extirpation de la tumeur. Ces deux méthodes basées sur des principes analogues ne sont encore que des pis aller, et lorsqu'on ne peut enlever une tumeur dans une première opération il semble difficile d'admettre qu'on puisse l'extirper totalement dans une deuxième. Du reste nous ne connaissons pas d'observation de Jaboulay ayant trait à une tumeur maligne de l'intestin traitée de cette façon.

On a proposé une méthode analogue à celle de Hochenegg, mais qui offre sur celle-ci de grands désavantages.

---

(1) Hochenegg. *Semaine médicale*, 9 septembre 1891.
(2) Jaboulay. *Lyon médical*, 11 novembre 1891.

Elle en diffère en ce que les deux bouts de l'anse isolée, au lieu d'être fixés à la peau sont suturés en cul-de-sac et transforment ainsi cette anse intestinale en vase clos. On peut se demander ce que deviennent les gaz et les sécrétions qui s'y forment, et si ces gaz et ces sécrétions agissant sur un intestin à parois altérées, ne viendront pas à ulcérer ces parois et à déterminer des accidents fort graves.

D'ailleurs si l'on ne fait pas l'ablation du néoplasme le mieux est de pratiquer l'opération la plus simple et la plus rapide : l'entéro-anastomose.

Le manuel opératoire de la résection pour cancer différera un peu de l'entérectomie typique, pour gangrène intestinale par exemple. On devra se rendre compte de l'état du système lymphatique et réséquer du mésentère tout ce qui paraîtra contenir des ganglions suspects. S'il y a adhérence du néoplasme à la peau ou à la fosse iliaque on enlèvera de celles-ci tout ce qui paraîtra suspect. A cette seule condition on aura fait une opération utile, radicale.

§ 2. — *Tuberculose.*

A côté des dégénérescences épithéliomateuses ou sarcomateuses de l'intestin, il en est d'autres qui tout en différant beaucoup des tumeurs malignes au point de vue de la nature et du pronostic, s'en rapprochent parfois par leurs symptômes et plus souvent encore par le traitement.

La tuberculose dans quelques-unes de ses localisations, peut et doit être traitée chirurgicalement (localisations osseuses articulaires, sous-cutanées, etc.) et le traitement de choix est l'exérèse de tout ce qui est envahi par la maladie. Si la chirurgie de la bacillose de quelques viscères (en particulier le poumon) ne donne pas de résultats bien encourageants, il n'en est pas de même pour l'intestin, et la thèse de Bénoit (1) est très instructive à cet égard : 19 guérisons opératoires sur 27 cas. — Au point de vue des résultats éloignés l'entérectomie donne des succès beaucoup plus brillants que dans le cas de néoplasie épithéliale, les cas de non récidive étant la règle.

La tuberculose intestinale guérissant très rarement par les moyens médicaux, l'intervention est donc indiquée toutes les fois que les lésions de l'intestin sont limitées et sont les seules manifestations de l'infection bacillaire, ou tout au moins lorsque les autres foyers sont minimes et que l'état général et local permet d'opérer sans faire courir de trop gros risques au malade.

Les résultats éloignés de l'extirpation de l'intestin sont excellents, et on observe peu de récidives sur place.

Lorsque les lésions pulmonaires sont minimes ou nulles au moment de l'intervention, et que les malades peuvent vivre dans de très bonnes conditions hygiéniques on peut constater des guérisons indéfinies. Une malade de Bouilly (2) était absolument bien portante 4 ans après l'opération. L'opérée de Vochts (3) était très bien 5 mois après. Sur 5 opérations de Kœnig (4) publiées par ce chi-

(1) Bénoit. Thèse Paris, 1893.
(2) Pilliet et Hartmann. *Bull. Soc. anat.*, juillet 1890.
(3) Vochts. *Hospitals Tidende*, H3 Bd X. p. 1093.
(4) Kœnig. *Deut. Zeitsch f. chir.*, XXIV, p. 65.

rurgien, l'une remontait à 2 ans, et au moment de la publication la guérison s'était maintenue.

Plusieurs cas peuvent se rencontrer.

On est en présence d'une *entérite tuberculeuse*, c'est-à-dire de manifestations multiples et étendues de la tuberculose ; le diagnostic de l'intervention n'est même pas à poser, et lorsque nous parlons d'opération pour la tuberculose de l'intestin, nous n'avons en vue que les formes de bacillose où les lésions, étant localisées, donnent lieu à une tumeur ou s'accompagnent de rétrécissement, et non les formes ulcéreuses, généralisées qui sont des affections *toutes médicales*.

Si les *lésions locales* sont *peu étendues*, mais s'il existe des *lésions pulmonaires avancées* ou s'accompagnant d'élévation thermique, il n'y aura encore *aucunement lieu d'intervenir*.

Si les *lésions locales* sont *très étendues*, s'il existe de l'*adénopathie*, les chances de succès sont encore restreintes et le chirurgien ne *devra guère opérer* que s'il a la *main forcée* par le malade, bien qu'il y ait des observations de malades opérés avec succès dans ces conditions.

Dans le cas de *lésion* intestinale *mobile, bien limitée*, même s'il y a amaigrissement et cachexie relative due à un trouble de nutrition par sténose digestive, *on doit intervenir*.

Lorsqu'il y a *abcès péri-intestinal* (et le plus souvent cet abcès est péri-cæcal) on ne peut le plus souvent faire cliniquement le diagnostic entre l'abcès appendiculaire ordinaire et l'abcès par bacilles de Koch. On se contentera *d'ouvrir le foyer* et de le *drainer*. Pendant ce temps on aura fait des cultures, des inoculations avec le pus, et la clinique aidée de la bactériologie permettra un diagnostic exact. Lorsque l'abcès ne communiquera plus avec l'extérieur que par une fistule étroite ou mieux encore sera tari, on pourra procéder à la résection. On interviendra comme si l'on avait affaire à un *anus contre nature* et l'on enlèvera d'un seul coup le cæcum, les parois de l'abcès et la paroi abdominale correspondante.

CHAPITRE IV

DIVERSES AFFECTIONS OU L'ENTÉRECTOMIE PEUT ÊTRE INDIQUÉE.

§ 1. — *Rétrécissement simple.*

Dans le cas de rétrécissement simple de l'intestin, nous ne pensons pas que l'opération de choix, l'opération qui doit être pratiquée le plus souvent soit l'entérectomie. Bien que la résection ne soit pas aussi longue et aussi difficile à accomplir que l'on a bien voulu le dire, elle demande plus de temps que la simple entéro-anastomose et lorsque celle-ci doit donner des résultats définitifs aussi bons que celle-là, elle devra lui être préférée. Aussi commençons-nous par dire que le traitement de choix du rétrécissement *simple, fibreux,* est l'entéro-anastomose, mais cette opération ne doit être pratiquée que lorsqu'on est absolument sûr que la sténose n'est pas d'origine néoplasique. Bien souvent en effet, il arrive que le seul diagnostic qu'on puisse porter, même pendant l'intervention, est celui de rétrécissement de l'intestin sans pouvoir en préciser la nature exacte. Dernièrement encore,

Angelesco (1) a montré à la Société anatomique des pièces provenant d'un malade opéré par M. Périer. Ces pièces ont été présentées comme rétrécissement fibreux : un examen histologique de M. Letulle a démontré qu'il s'agissait d'un néoplasme.

Lorsqu'on n'aura pas trouvé de cause : fièvre thyphoïde, dysenterie, syphilis (2), etc., expliquant le rétrécissement, il faudra explorer la cavité abdominale, examiner le siège de la sténose avant de porter le diagnostic de rétrécissement simple et dans le cas de doute mieux vaudra pratiquer l'exérèse d'un segment intestinal, comme l'ont fait Donald Day (3), Hartmann (4).

Sans parler de ces cas où la cavité péritonéale étant ouverte il est impossible de porter un diagnostic ferme, le chirurgien peut être amené à pratiquer la résection pour des sténoses simples, diagnostiquées simples. Par exemple, lorsque l'on trouve plusieurs rétrécissements à peu de distance les uns des autres. On ne peut pratiquer plusieurs entéro-anastomoses pour faire communiquer les segments compris entre deux parties sténosées et d'autre part nous pensons que l'abandon dans le ventre d'une certaine longueur d'intestin comprise entre deux rétrécissements ne peut avoir que des inconvénients. Si la sténose arrive à devenir complète, il existera un segment totalement isolé du reste du tube digestif. Dans cette poche, il pourra se faire des sécrétions, des fermentations avec

(1) Angelesco. *Bull. Soc. anat.*, mars 1897, p. 241.
(2) Amuvast. *Encyclop. intern. de chirurg.*, t. VI, p. 577.
(3) Day. *British Med. Journ.*, 20 avril 1895, p. 861.
(4) Hartmann. *Bulletin Soc. chirurg.*, t. XX, p. 700.

développement de gaz, toutes choses dont la présence serait offensive pour l'intestin. C'est pourquoi la résection nous paraît indiquée.

§ 2. — *Perforations de l'intestin et contusions de l'abdomen.*

On peut, à la suite de traumatismes de l'abdomen, être amené dans certaines circonstances (plaies pénétrantes, contusions de l'intestin) à pratiquer l'ablation d'une partie du tube digestif. Lorsqu'il y a plaie pénétrante par arme blanche ou par coup de feu, et que l'intestin est atteint, plusieurs cas peuvent se présenter.

Tantôt il y a perforation unique et petite sur le bord de l'intestin; une simple suture de la plaie sera suffisante.

S'il y a sur le bord convexe une large plaie dont la suture amènerait forcément un rétrécissement, on emploiera avantageusement la greffe intestinale imaginée par M. Chaput (1) et qui consiste à suturer sur la perte de substance la paroi d'une anse intestinale voisine, dont la séreuse se trouve ainsi contribuer à former la paroi interne de l'anse lésée. Si la perte de substance est considérable, on peut sur une anse voisine pratiquer une ouverture de dimensions analogues à celles de la plaie et établir une entéro-anastomose en suturant ces deux orifices.

Une autre méthode consisterait à couder le segment d'intestin où se trouve la plaie de façon que celle-ci

---

(1) Chaput. *Bulletin Soc. chirurg.*, t. XVIII, p. 172.

occupe le sommet du coude ainsi formé, et à profiter de l'ouverture artificielle pour placer les deux moitiés du Murphy suivant une méthode analogue à celle préconisée par Jonnesco (1). On refermerait ensuite la plaie sans s'occuper du rétrécissement qui pourrait exister à son niveau.

Lorsqu'il y a plusieurs perforations situées sur des anses éloignées, la seule conduite à tenir est la suture isolée de chacune de ces perforations, ou la greffe intestinale, suivant les dimensions de l'orifice.

Dans le cas de perforations multiples situées sur une même anse ou sur des anses très rapprochées il vaut mieux pratiquer l'entérectomie que de suturer isolément ces diverses perforations. La résection offre de grands avantages sur la suture. Elle est exécutée avec une rapidité beaucoup plus grande et n'expose pas à une série de rétrécissements comme le pourrait faire la fermeture simple des ouvertures intestinales.

On peut être amené à faire la résection d'une anse intestinale alors même qu'il y a perforation unique lorsque cette perforation siège dans le voisinage du mésentère. Ces plaies sont d'un traitement beaucoup moins facile que celles qui occupent le bord convexe ; il y a section des vaisseaux qui se rendent dans la moitié du segment de l'intestin correspondant à l'orifice ; puis la suture offre de sérieuses difficultés, souvent même est impraticable.

M. Chaput conseille la greffe intestinale. Elle est d'une exécution extrêmement délicate car il faut éviter en l'exé-

____

(1) Jonnesco. *Arch. des sciences méd.*, janvier 1896.

cutant de prendre les vaisseaux du mésentère dans les fils de suture. Du reste l'auteur même de la greffe intestinale convient que très souvent on ne peut éviter la résection lorsqu'il y a plaie du bord adhérent. A plus forte raison celle-ci est indiquée lorsqu'il y a double perforaration dans la même région. Il existe alors un segment d'intestin complètement privé de ses vaisseaux et dont la vitalité est grandement compromise; ne pas en pratiquer l'ablation serait une très grande imprudence.

Point n'est besoin que la cavité intestinale ait été ouverte pour que l'entérectomie soit indiquée. Une plaie unique du mésentère atteignant une artère d'un certain volume ou ayant désinséré une anse intestinale peut rendre nécessaire l'exérèse de toute la portion désinsérée ou irriguée par l'artère lésée, si on veut éviter un sphacèle presque fatal de cette anse. Nous savons en effet que toute partie d'intestin privée de ses vaisseaux est presque sûrement vouée à la nécrose.

Dans le cas de contusion de l'abdomen on est souvent obligé de faire la résection de l'intestin pour des lésions analogues à celles observées dans les plaies pénétrantes (détachement du mésentère, perforations multiples). Les indications sont alors absolument les mêmes que lorsqu'il y a plaie de l'intestin avec une différence toutefois; les plaies par instrument tranchant ou piquant sont généralement à bords nets; l'intestin voisin étant sain, la résection peut être parcimonieuse. Lorsqu'il y a contusion de l'abdomen au contraire à côté des perforations et sur une certaine étendue, l'intestin est plus ou moins ecchymotique, ses parois ont une vitalité insuffisante et pour pratiquer la suture en tissus absolument sains, il faudra faire l'entérectomie large.

En dehors du cas de perforations multiples ou de détachement d'une anse intestinale, l'entérectomie sera justifiée dans bien des circonstances : perforation au centre d'une zone très contuse, forte contusion intestinale ou du mésentère sans perforation vraie lorsqu'on intervient à une époque rapprochée de l'accident. Dans les contusions de l'abdomen les perforations ne se produisent que quelques heures après le traumatisme. L'intestin contusionné se sphacèle, la chute de l'escarre laisse un orifice de communication entre la cavité péritonéale et celle du tube digestif. C'est probablement ce qui a dû se produire dans notre cas (1).

Nous n'avons pas à discuter l'intervention en général dans les contusions et les plaies pénétrantes de l'abdomen. Il nous suffira de dire que la résection dans ces conditions est une opération grave, dont le pronostic sera d'autant moins sombre qu'elle aura été plus précoce. Pour avoir quelque chance de succès, l'intervention devra être pratiquée dans les quelques heures qui suivent l'accident (Michaux).

A côté des perforations de l'intestin par cause externe, il en est d'autres dans lesquelles l'agent vulnérant perfore les tuniques de dedans en dehors. Dans un cas de Dunlap (2) une dame fut prise brusquement de douleurs dans la fosse iliaque gauche; on pensa à une grossesse

---

(1) *Bull. Soc. Anat.*, mars 1897.
(2) Dunlap. *New-York Med. Journ.*, 11 février 1893, p. 166.

extra-utérine avec rupture. La laparotomie fut proposée
et acceptée. On vit une large déchirure de l'intestin grêle.
Par cette déchirure sortait un fragment de tenia. Deux
vaisseaux donnaient du sang. Dunlap pratiqua la résection
de l'intestin avoisinant la perforation et sutura les deux
bouts; l'opérée guérit. C'est le seul cas de résection
que nous connaissions pour lésion de ce genre. Dans le
cas de Wyeth (1) il y avait obstruction par une masse de
vers, l'entérotomie fut pratiquée et ce n'est que pour
clore la fistule stercorale que l'on eut recours à l'entérectomie.

§ 3. — *Adhérences intestinales et tumeurs du mésentère.*

Exceptionnellement la résection peut être nécessitée
par des adhérences de l'intestin avec les organes voisins.
Umann (2) a été amené à la pratiquer dans un cas d'appen-
dicite récidivante avec symphyse du cæcum, de l'épiploon
et de la paroi abdominale. Milo Buel Ward (3) faisant une
laparotomie pour pelvite trouva de l'épaississement de
l'anse sigmoïde; après ablation des masses pelviennes il
fut obligé de réséquer 15 centimètres d'intestin sur lequel
se voyaient deux perforations.

Plusieurs opérateurs ont été amenés au cours de cure
radicale de hernie, à enlever une partie d'intestin.
Comte (4) opérant une hernie irréductible trouve l'épiploon

(1) Wyeth. *New-York Academy of Medicine*, 24 février 1893.
(2) Umann. *Société méd. de Vienne*, 13 mars 1896.
(3) Milo Buel Ward. *Medical Record*, 14 décembre 1895, p. 859.
(4) Comte. *Revue méd. de la Suisse romande*, t. XIV, p. 334.

adhérant à la vaginale et à l'intestin. En libérant ce dernier il se produit une fissure laissant échapper un peu de liquide intestinal. Une deuxième tentative un peu plus tard amène une deuxième fistule, il fait la résection, l'opéré guérit.

Julliard (1), Clarke (2) ont également pratiqué la résection dans des conditions analogues.

Quelquefois en présence de tumeur du mésentère on peut être conduit à pratiquer l'ablation d'un segment du tube digestif alors même qu'en aucun point de celui-ci il n'y a de lésions ; c'est lorsque l'ablation de la tumeur mésentérique nécessite la section de vaisseaux sanguins. Laisser un segment de tube digestif dans le méso duquel plusieurs artères auraient été lésées serait s'exposer au sphacèle de ce segment, d'autant plus que souvent les tumeurs du mésentère sont adhérentes à l'intestin et que l'anse correspondante serait complètement détachée de son méso.

Nous avons trouvé six observations de tumeurs ayant nécessité l'entérectomie. Dans cinq cas, le néoplasme siégeait dans le méso-iléon ; dans l'un deux, publié par Madelung (3) on n'enleva que 10 centimètres, dans celui de Müller (4) 25, mais dans les trois derniers, dus à Billroth (5), Cauthorn (6), Llobet (7), on fut obligé de réséquer

(1) Julliard. *Revue méd. de la Suisse romande*, septembre 1895, p. 546.
(2) Clarke. *London Clinical Society*, 12 mai 1893.
(3) Madelung. *Berlin. Klin. Wochens.*, 1881, p. 75.
(4) Müller. *Berlin. Klin. Wochens.*, 16 octobre 1893.
(5) Billroth. *In Woelfler Verhand. der Deutsch Gesellsch. f. chir.*, 1883, p. 18.
(6) Cauthorn. *Medical News*, 13 avril 1895, p. 401
(7) Llobet. *Revue chirurg.*, 1891, p. 677.

une longueur assez considérable d'intestin (1m13, Billroth; 1m50, Llobet; 1m10, Cauthorn). Dans le cas de Laren (1), la tumeur siégeait dans le méso-sigmoïde, l'anse Oméga fut enlevée en même temps que le néoplasme. Sauf l'opéré de Billroth tous les autres guérirent.

En conséquence lorsque dans une laparotomie pour tumeur solide du mésentère (le plus souvent ce sera du sarcome) le chirurgien aura des doutes sur la vitalité de l'anse intestinale correspondant au mésentère malade, il ne devra pas hésiter et pratiquer l'entérectomie qui a déjà fait ses preuves dans des cas de ce genre.

---

(1) Lanes. *Lancet*, 21 avril 1894, p. 1006.

CONCLUSIONS.

I. La résection intestinale avec rétablissement immédiat de la continuité du tube digestif est une opération que tout praticien devrait être en mesure d'accomplir. Aussi les efforts des chirurgiens doivent-ils tendre à en simplifier le manuel opératoire.

II. L'anastomose latérale avec fermeture en cul-de-sac des deux bouts est préférable à l'anastomose termino-terminale ou termino-latérale. Elle est plus facile à exécuter, donne moins de chances d'infection et n'expose pas comme ces dernières à un rétrécissement ultérieur; elle est possible dans bien des cas où les autres modes de réunion sont impraticables, ou tout au moins d'une exécution très difficile.

III. Les boutons anastomotiques ont marqué un grand progrès dans le manuel opératoire de l'entérectomie en permettant d'opérer avec une grande rapidité, ce qui es' extrêmement important lorsqu'il s'agit d'interventions sur l'abdomen.

IV. L'idéal serait de posséder des boutons rigides mais résorbables, les plaques décalcifiées n'ayant pas assez de résistance pour donner une apposition parfaite des séreuses.

V. L'entérectomie est le traitement de choix de la gangrène intestinale quelle que soit la cause du sphacèle.

VI. Elle est également l'opération idéale des néoplasmes de l'intestin et de la tuberculose de cet organe.

VII. En présence d'un rétrécissement dont la nature ne peut être établie d'une façon absolument sûre la résection devra être préférée à l'entéro-anastomose.

VIII. Dans tous les cas où les autres méthodes de cure de l'anus contre nature et des fistules stercorales auront échoué ou seront inapplicables, la résection sera indiquée.

IX. Toutes les fois qu'un segment d'intestin présentera en plusieurs endroits des points dont la vitalité est compromise (fortes contusions, perforations), il ne faut pas hésiter à en pratiquer l'ablation.

X. On peut être amené à faire l'entérectomie sans qu'il y ait de lésions organiques ou inflammatoires de l'intestin ni de troubles dans sa nutrition immédiate, lorsqu'il existe des adhérences extrêmement difficiles à rompre entre cet organe et un tissu pathologique dont l'ablation est nécessaire.

XI. Toutes les fois qu'on sera amené à pratiquer l'entérectomie, l'ablation de l'anse malade devra être large, de façon que la réunion des deux bouts porte en tissus absolument sains.

XII. On peut chez l'homme réséquer sans inconvénient pour la nutrition, des segments considérables de l'intestin, l'ablation du tiers de la longueur totale des voies digestives étant possible.

APPENDICE.

—

Nous n'avons pas l'intention de reproduire ici toutes nos e périences. Au début nous nous sommes servis d'instruments rudimentaires ou imparfaits. Nous avons déjà décrit (1) un des boutons et la pince porte-bouton dont nous nous sommes servis pendant quelque temps.

Ces appareils étaient très imparfaits.

1° La pince était à pression angulaire, de sorte que l'écartement qui existait entre les deux têtes du bouton était moins considérable du côté de l'articulation de la pince que du côté opposé ;

2° On ne pouvait placer avec la même pince des boutons de diamètre très différent ;

3° Le bouton était tenu moins solidement qu'avec la pince dont nous nous servons actuellement ;

4° Le bouton n'avait que deux pointes et par conséquent entamait beaucoup plus difficilement l'intestin.

Dans notre dernière série d'expériences nous nous sommes servis de la pince que nous avons figurée plus

---

(1) *Bull. Soc. anat.*, 26 juin, 1896.

haut et de boutons semblables ou à peu près à celui que nous avons décrit. Dans les cinq premières expériences de cette série, le bouton employé différait de ce bouton définitif en ce que la pression ne pouvait être limitée et en ce qu'il n'avait que deux ressorts.

Depuis le commencement de l'année, nous avons fait huit expériences que nous rapportons en totalité.

1re *expérience*. — Chien de 8 mois, pesant 24 kilos (opéré le 8 janvier 1897 avec l'aide de M. Planchon, externe des hôpitaux).

Incision sous-ombilicale médiane. Le cours des matières est arrêté par des clamps à mors élastiques ; l'intestin est détaché du mésentère dont les vaisseaux sont pincés au fur et à mesure qu'ils sont coupés. Résection de 10 centimètres environ. Mise en place du bouton. Cette mise en place est assez difficile à exécuter à cause de la longueur du couteau de la pièce mâle (1). Les deux bouts sont curettés sur une longueur de 1 centimètre, fermés par une suture séro-séreuse à la soie, puis les lignes de suture sont badigeonnées avec une solution de gutta-percha dans le chloroforme.

Le 14 janvier, poids, 23 kil. 800, va bien.

28 janvier, poids, 24 kil. 500, l'animal est gai, joue ; le bouton n'a pas été retrouvé, le chien ayant été mal surveillé.

---

(1) Chez le chien, l'introduction de la pièce mâle est quelquefois un peu pénible, à cause de la longueur du couteau qui est toujours la même (10 millim.) quelque soit le diamètre du bouton. L'intestin du chien étant beaucoup plus étroit que celui de l'homme, on éprouve dans les expériences des difficultés qui ne peuvent exister chez l'homme.

26 février. — L'animal est sacrifié. La cavité péritonéale ouverte, on trouve une toute petite adhérence de l'épiploon à l'une des sutures terminales ; pas d'adhérence de l'épiploon au niveau de l'anastomose ; pas d'adhérence des deux anses anastomosées avec d'autres parties de l'intestin. La gutta-percha a complètement disparu. La pièce est enlevée pour être soumise à un examen histologique. Au niveau de l'anastomose il n'y a pas de rétrécissement. Quant aux deux culs-de-sac ils sont en voie d'atrophie très manifeste. L'anastomose est fendue ; à première vue, du côté de la muqueuse il est difficile de voir la ligne d'union qui ne se distingue que par un très léger sillon et dont le fond paraît formé de muqueuse régénérée. Les soies qui avaient servi pour fermer les deux bouts de l'intestin ont complètement disparu. Des coupes furent pratiquées pour un examen histologique, mais elles furent mal orientées et on ne put rien voir.

2ᵉ *expérience*. — Chien de 10 mois (opéré le 8 mars 1897 avec l'aide de notre collègue et ami Batigne. — Manuel opératoire, le même que dans le cas précédent, sauf qu'on ne met rien sur les sutures. Le chien meurt le troisième jour. A l'autopsie, péritonite due à une imperfection des sutures terminales. Le bouton est en place, tout autour de lui il y a quelques adhérences sur les séreuses intestinales.

3ᵉ *expérience*. — Chien de 29 kilos (opéré le 15 mars 1897 avec l'aide de notre collègue et ami Barozzi).

Laparotomie médiane sous-ombicale, l'épiploon relevé, une anse intestinale est attirée par la plaie. Le péritoine est protégé par des éponges montées. Deux clamps à mors élastiques arrêtent le cours des matières. Deux pinces longuettes éloignées de 5 millimètres sont placées à 10 centimètres environ de chacun des deux clamps et entre ces deux clamps. L'intestin est divisé aux ciseaux entre deux de ces longuettes. Le mésentère est sectionné à environ 1 centimètre de l'intestin, les vaisseaux pincés à mesure qu'ils sont coupés. Un coup de ciseau entre les deux autres longuettes achève de séparer l'intestin dont 3o centimètres environ sont réséqués. Désinfection des deux surfaces de section à l'eau phéniquée forte. Un fil de soie est placé sur chacun des vaisseaux mésentériques divisés.

Pose du bouton, puis fermeture des deux bouts par un surjet aller et retour séro-séreux à la soie. Les lignes de sutures sont touchées à l'eau phéniquée forte, l'épiploon est rabattu sur l'anastomose, l'intestin replacé dans le ventre et la paroi abdominale fermée.

Le 19 mars, selle diarrhéique.

Le 20 mars, deuxième selle.

Le 21 mars, expulsion du bouton 6 jours après l'intervention.

Le 22 mars, poids 26 kilos.

Le 29 mars, poids 27 kilos et demi.

A partir du 10 avril, l'animal qui, jusque-là s'était bien porté, maigrit et vomit presque aussitôt après avoir mangé. Nous avions des inquiétudes sur le succès de notre opération, nous demandant s'il ne serait pas fait de sténose intestinale. Le 2 mai, 47 jours après l'intervention, l'animal est sacrifié. La cavité abdominale ouverte, on voit l'épiploon adhérant par un point au niveau des sutures. L'eau circule avec grande facilité au niveau de l'anastomose. Rien du côté des voies digestives n'expliquant les vomissements observés pendant la vie, la cavité thoracique est ouverte et montre l'existence d'un cancer du médiastin gros comme deux poings et englobant les pneumogastriques. (L'examen histologique pratiqué par notre collègue Lesné a montré qu'il s'agissait d'un sarcome à cellules fusiformes). A l'œil nu, l'union au niveau de l'anastomose parait excellente, la lumière est de 16 millimètres de diamètre environ (5 centimètres de circonférence). Cette pièce a été examinée au point de vue histologique. (Voy. *Anat. pathol.*)

4e expérience. — Chien de 19 kilos. Le 22 mars 1897, laparotomie avec l'aide de notre collègue Barozzi.

Résection de 60 centimètres d'intestin. Même manuel opératoire que précédemment, sauf pour les ligatures du mésentère qui ont été faites au catgut. La partie femelle, avant d'être montée sur la pince, avait été remplie de paraffine.

Le 26 mars, selle diarrhéique.

Le 27 mars, expulsion du bouton.

Le 29 mars, poids, 18 kilos et demi.

Ce chien a été réopéré de nouveau le 1er juin. (Voy. 8e expérience.)

5e expérience. — Chien non pesé. Opéré avec l'aide de M. Bouvet, externe des hôpitaux.

Manuel opératoire exactement semblable à celui des expériences 3 et 4, sauf pour les sutures des deux orifices. Nous pratiquons pour la première fois la suture de Gély avec nœuds qui nous parait extrêmement facile, alors que nous avions éprouvé une difficulté assez grande à fermer les deux orifices terminaux lorsque nous avions employé d'autres méthodes.

Mort le surlendemain. A l'autopsie, péritonite généralisée. Le bouton a été trop serré et l'intestin s'est sphacélé sur un des bords. C'est ce cas qui nous a amené à modifier notre bouton et à limiter le rapprochement de ses deux pièces.

Quant aux sutures terminales, elles sont excellentes et d'une imperméabilité parfaite.

6° *Expérience.* — Terre-neuve non pesé. Opéré le 6 avril 1897.

Laparotomie médiane sous-ombilicale; l'épiploon est relevé, l'anse intestinale à réséquer clampée, l'intestin détaché de son mésentère et les vaisseaux mésentériques pincés et liés comme précédemment. Mise en place du bouton qui entre difficilement et ne tient pas aussi bien que d'habitude. Nouvelle résection de 8 à 10 centimètres sur chaque bout, le bouton est retiré de la pièce et l'on voit qu'une des pointes correspondant à un des ressorts était cassée et le ressort forcé. (Ce bouton servait pour la 6° fois, les pointes avaient été aiguisées 2 ou 3 fois, et au niveau des ressorts le couteau avait une hauteur très minime, ce qui explique la fracture de celui-ci; aussi pensons-nous que le bouton entérotome ne devra servir qu'une ou au maximum deux fois, encore devra-t-on dans ce dernier cas s'assurer que les pointes sont bien aiguisées sans être cependant trop réduites au niveau des ressorts). N'ayant pas d'autre bouton nous fermons les deux orifices en cul-de-sac et exécutons l'anastomose latérale par le procédé d'Hallsted.

Le surlendemain selle.

Actuellement l'animal est très bien portant.

P. Delbocque.   14

7e Expérience. — Chienne non pesée (opérée le 4 mai avec l'aide du professeur Debayle, de Léon Nicaragua).

Résection typique avec bouton à pression limitée dont la pièce femelle avait été remplie d'un mélange de beurre de cacao et de cire fondant à 38°, fermeture des deux bouts par la suture continue à deux chefs et à points liés.

6 mai, petite selle.

7 mai, selle volumineuse. Commence à manger de la viande.

Le bouton fut retrouvé dans une selle déjà un peu ancienne, le 14 mai.

L'animal s'est échappé le 25 mai; allait tout à fait bien.

8e Expérience. — Chien ayant déjà servi pour la 4e expérience. Opéré le 1er juin par M. Podevin, externe des hôpitaux.

Incision au niveau de la cicatrice, l'épiploon est relevé, il a contracté quelques adhérences avec les anses qui sont anastomosées. Section de ces adhérences après avoir posé des fils de soie sur l'épiploon. Arrêt au cours des matières pour des clamps à mors élastiques. Pinces longuettes.

L'intestin est sectionné entre deux de ces longuettes puis à moitié détaché du mésentère dont les vaisseaux sont pincés au fur et à mesure qu'ils sont coupés.

Même manœuvre sur l'autre moitié de l'intestin à réséquer.

Désinfection des surfaces de section à l'eau phéniquée forte; ligature à la soie des vaisseaux mésentériques et mise en place du bouton dont la partie femelle a été remplie de beurre de cacao et de cire. Fermeture des bouts comme dans les expériences précédentes.

Sutures de la paroi. Longueur totale de l'intestin réséqué dans les deux expériences, 80 centimètres.

Le 2. — Le chien va bien.

Le 3. — Boit du lait.

Le 4. — Deux selles diarrhéiques, mange un peu de viande.

Le 5. — Une selle molle, viande.

Le 6. — Régime des autres chiens.

Actuellement (1 juillet) bien que le bouton n'ait pas été retrouvé l'animal est aussi bien portant que possible.

La pièce enlevée a été soumise à un examen histologique. (Voy. *Anat. Pathol.*)

BIBLIOGRAPHIE [1]

Abbe. — *New-York med. journ.*, 23 mars 1889, p. 314.

—   *Med. News*, 1er juin 1889, p. 589.

—   *New-York med. Record*, 2 avril 1892, p. 366.

Adam. — *Gazette des hôp.*, 19 février 1895, p. 204.

Adler. — *Thèse*, Paris, 1892.

Allingham. — *London clin. Soc.*, 3 mars 1893, p. 140.

—   *Lancet*, 5 mai 1894, p. 1134.

—   — 31 août 1895, p. 518.

—   — 30 janvier 1897, p. 315.

Amat. — *Arch. de médecine militaire*, avril 1895.

Angelesco. — *Gazette des hôp.*, 10 octobre 1896, p. 1141.

Anger. — *Bulletin de la Soc. de chir.*, t. XIX, p. 636.

Ashton. — *Times and register*, 1891, p. 431.

Ashurst. — *Annals of Surgery*, 1894, p. 187.

Audry. — *Lyon médical.*

Bacon. — *Annals of Surgery*, 1893, p. 577.

Bacque. — *Thèse*, Paris, 1893.

Bailey. — *British med. journ.*, 14 juillet 1894, p. 65.

Baillet. — *Thèse*, Paris, 1894.

Banks. — *British med. journ.*, 23 février 1895, p. 410.

—   — 24 octobre 1896, p. 1196.

Baracz (Von). — *Centralblatt f. chir.*, 1894.

Darling. — *Bristish med. journ.*, 3 avril 1892, p. 915.

—   — 9 mars 1895, p. 534.

—   — 23 novembre 1895, p. 1298.

---

[1] Tous ces ouvrages ont été consultés dans le texte ou dans des traductions.

BEAVER. — *Med. and Surg. Report*, 31 octobre 1896.

BECK. — *New-York med. Record*, 8 avril 1893, p. 417.

BECKER. — *Deut. Zeit. f. Chir.*, t. XXXIX, p. 148.

BENOIT. — *Thèse*, Paris, 1893.

BIER. — *Arch. für klin. Chir.*, XLIX, 4.

BINAUD. — *Journ. de méd. de Bordeaux*, 1895.

BLANC. — *Thèse*, Montpellier, 1896.

BLANQUINQUE. — *Gaz. hebd. de méd. et de chir.*, 15 mars 1896, p. 256.

BOBRICK. — *Allgm. med. Centr. Zeitung*, 1850, p. 153.

BOCKDANIK. — *Centralblatt für Chirurg.*, août 1896, t. XXXIII.

BOIFFIN. — *Soc. de chirur.*, 18 mars 1891.

   —   *Bull. de Soc. de chir.*, 22 avril 1891, p. 305.

   —   *Arch. prov. de chirurg.*, octobre 1892.

   —   *Revue de chir.*, 1893, p. 928.

   —   9e Congrès de chir., 23 octobre 1895.

BORCHGREVINGH. — *Norsk Magazin*, 1893, p. 981

BOUILLY et ASSAKY. — *Revue chirurg.*, 1883, p. 362.

BOWLBY. — *British med. journ.*, 29 janvier 1895, p. 190.

BRAUN. — 20e Congrès des chirurgiens allemands, avril 1891.

   —   21e   —   —   —

   —   25e   —   —   —

BROKAW. — *Med. News*, 7 décembre 1889, p. 634.

BOYD. — *Medico chir. Trans.*, t. LXXVI, p. 345.

BURRELL. — *Bost. med and Surg. journ.*, 3 mars 1892, p. 209.

BUSH. — *Lancet*, 6 avril 1895.

BUTIGNOT. — *Thèse*, Genève, 1892.

CAMINITI VINCI. — *Riforma medica*, 1896, p. 112.

CAUTHORN. — *Med. News*, 13 avril 1895, p. 401.

CHAPUT. — Plaies de l'intestin chez le chien. *Bull. de la Soc. de chir.*, t. XVIII, p. 172.

   —   Technique des opérations sur l'intestin. Paris, 1892.

   —   *Arch. gén. de méd.*, 1894, t. I, p. 523.

   —   —   —   1894, t. II, p. 306.

   —   *Bulletin Soc. anat.*, 1er juin 1894.

   —   —   —   juillet 1894, p. 523.

CHAPUT. — *Gazette des hôp.*, janvier 1896.

— *Soc. de chir.*, 1896. (Rapport sur le bout. de Hagop).

— *Soc. chirurg.*, 13 mai 1896.

CHAPUT et LENOBLE. — *Bull. de la Soc. anat.*, 1894.

CHAVANNAZ. — *Thèse*, Bordeaux, 1894.

CLARKE. — *Clin. Soc. of Lond.*, 12 mai 1893.

— *Lancet*, 9 mai 1896, p. 1277.

CLUTTON. — *Ann. of Surg.*, 1894, p. 417.

COLLEY. — *Guy's hosp. Report*, t. XLVIII, p. 259.

COMTE. — *Rev. méd. de la Suisse romande*, t. IX, p. 580.

— — — t. X, p. 402.

— — — t. XIV, p. 334.

CONNELL. — *Journ. of the american med. assoc.*, 29 juillet 1893, p. 151.

CORDIER. — — — 15 août 1891, p. 263.

COUTEAUD. — *Arch. de méd. nav.*, 1895, p. 232.

CRICKS. — *Ann. de la Soc. belge chir.*, 15 septembre 1895.

CRIPPS. — *British med. journ.*, 26 décembre 1891, p. 1348.

— — — 17 novembre 1894, p. 1103.

— — — 1895.

CROFT. — *The american journ. of the med. science*, avril 1894, p. 374.

DAVIS. — *Times and register*, janvier 1890, p. 75.

— *Med. Record*, 6 octobre 1894. (*American ass. of obstetr. and gynec.*)

DAVIS. — *American journ. of med. assoc.*, 25 mai 1895, p. 797.

DAVIS (W. E. B.). — *American journ. of obstetr.*, janvier 1895, p. 43.

DAWBARN. — *Med. Record*, 1891, p. 725.

DAY. — *British med. journ.*, 20 avril 1895, p. 861.

DAYOT. — *Arch. gén. de méd.*, février 1891, p. 129 et 314.

— *Arch. prov. de chir.*, décembre 1895.

DEBAISIEUX. — *Ann. de la Soc. belge de chir.*, mars 1895.

DELBET. — *Gazette des hôp.*, 10 octobre 1893, p. 1198.

DESGUIN. — *Ann. de la Soc. belge de chir.*, 1896.

DESTOT. — *Arch. prov. de chir.*, 1er novembre 1896, p. 736.

DIET. — *Thèse*, Paris, 1895.

DODGE. — *Med. News*, 23 juin 1894, p. 694.

Doyen. — *Arch. prov. de chir.*, 1892.

— Chirurg. de l'estomac et de l'intestin, Paris, 1894, p. 411.

Dsirne. — *Saint-Petersburg med. Wochens.*, t. XIII.

Duchamp. — *Loire méd.*, 1895, p. 122.

Dunlap. — *New-York med. journ.*, 11 février 1893, p. 166.

Duplay et Assaky. — Compte rendu de la Soc. de biol., 1885, p. 401.

Duplay et Cazin. — Congrès de chir., 23 octobre 1895.

Durand. — *Arch. prov. de chir.*, 15 janvier 1896, p. 8.

Edmunds. — *Clin. Soc. of London*, 13 octobre 1893.

Edmunds et Ballance. — *Royal med. and. chir. Soc.*, mai 1896.

Elefteriades et Georgiales. — *Gaz. méd. de Paris*, 29 février 1896, p. 95.

Frank. — *Semaine méd.*, 1892, p. 215.

Franks — *Medico chirurg. trans.*, t. LXXVI, p. 197.

Faure. — *Mercredi médical*, 17 avril 1895, p. 183.

Ferraresi. — *Riforma medica*, 1896, t. I, p. 302.

Gachon. — *Thèse, Paris*, 1895.

Gangolphe. — *Lyon méd.*, 20 septembre 1896.

— *Revue de chir.*, 10 avril 1896, p. 295.

Gattai. — *Lo sperimentale*, 31 août 1891, p. 333.

Gay. — *Boston med. and Surg. journ.*, 3 mars 1892, p. 206.

Gilford. — *Lancet*, 29 juillet 1893, p. 241.

Goetz. — *Thèse, Genève*, 1890.

Gorde. — *Thèse, Montpellier*, 1896.

Graaf. — *Arch. für klin. Chir.*, t. LII, p. 251.

Grant. — *Der militararzt*, 1889.

— *Boston med. and Surg. journ.*, 15 décembre 1892, p. 578.

— *N. Y. med. rec.*, 30 novembre 1895, p. 779.

Graw (Mac). — *Journ. of american Assoc.*, 16 mai 1891, p. 685.

— *Ann. of Surg.*, 1896, p. 105.

Gross. — *Semaine médicale*, 11 juin 1892, p. 235.

Guérin. — *Journal méd. Bordeaux*, 14 janvier 1894, p. 19.

Guillemain. — *Gaz. hebd. de méd. et chir.*, 13 avril 1895, p. 171.

Haassler. — *Verhandlongen der Deutsch Gesellsch. f. Chir.*, 1893.

Hagoroff. — *Presse médicale*, n° 99, décembre 1896.

HALSTED. — *Bull. of the Jonhs Hopkin's hosp.*, 1er janvier 1891, p. 1.

HAMILTON. — *British med. journ.*, 23 février 1895, p. 411.

HARTLEY. — *New-York med. journ.*, 22 octobre 1892, p. 464.

HARTMANN. — *Bull. de Soc. anat.*, juin-juillet 1894, fasc. 12.

— *Bull. de la Soc. de chir.*, t. XX, p. 700.

HAYES. — *Lancet*, 28 décembre 1895, p. 1619.

HEIDENHAIN. — *Centr. f. Chir.*, 5 décembre 1896.

HELFERICH. — *Beil. zum. centr. f. Chir.*, n° 25, 1890.

HEUSTON. — *British med. journ.*, 24 février 1894, p. 405.

HEYDENREICH. — *Semaine médicale*, 13 janvier 1892, p. 61.

HOMANS. — *Ann. of Surg.*, 1896, p. 47.

HORROCKS. — *British med. journ.*, (*Bradford med. chir. Soc.*) décembre 1893 et janvier 1894.

HUTCHINSON. — *Lancet*, 8 avril 1893, p. 794.

ILOTT. — *Lancet*, mars 1894, p. 538.

ISRAEL. — *Berlin. klin. Woch.*, n° 17, 29 avril 1895, p. 376.

JABOULAY. — *Lyon méd.*, 29 novembre 1891, p. 436.

— — 11 novembre 1894.

— *Province médicale*, 28 septembre 1896, p. 457.

JABOULAY et BRIAU. — *Lyon médical*, 19 avril 1896, p. 529.

JEANNIS. — *Thèse de Lyon*, 1894.

JESSET. — *British med. journ.*, 2 avril 1891, p. 703.

JOHNS. — *Med. News*, 19 janvier 1895, p. 72.

JONNESCO. — *Arch. des sc. méd.*, janvier 1896.

JULLIARD. — *Société méd. de Genève*, 5 juin 1895.

KEETLY. — *Lancet*, 26 juillet 1896, p. 229.

KELSEY. — *Thérapeut. Gaz.*, 15 janvier 1892, p. 1.

KŒNIG. — *Centralblatt für Chirurg.*, 26 janvier 1895.

— *Deut. Zeit. für Chirurg.*, t. XXXIV, p. 65.

KŒRTE. — *Berlin. klin. Wochens.*, 29 avril 1895, p. 356.

— *Arch. für klin. Chirurg.*, t. XLVIII.

— *Berlin. klin. Wochens.*, 31 août 1896, p. 791.

KUMMER. — *Centralblatt für Chirurg.*, 1891 (20e Congrès).

LANDWEHR. — *Berlin. klin. Wochens.*

LANE. — *Transact of the clin. Soc. of London*, p. 181.

Lane. — *Lancet*, 26 mars 29, p. 6 1893.

— — 30 septembre 1893, p. 813.

— — 21 avril 1894, p. 1006.

Langenbuch. — *Berlin. klin. Wochens.*, 23 mai 1892.

Larue (Mac). — *New-York med. journ.*, 8 juin 1893, p. 724.

— *New-York med. journ.*, 15 juin 1894, p. 751.

— *Lancet*, 21 avril 1894, p. 1006.

Lauwers. — *Annales Société belge chirurg.*, 15 juin 1893, p. 39.

Lebesque. — *Annales Société belge chirurg.*, 15 décembre 1895.

Le Dentu. — *Congrès chirurg.*, 1893.

— *Bulletin de la Soc. chirurg.*, t. XVIII, p. 814.

Lejars. — *Bull. méd.*, 15 janvier 1896.

Lilienthal. — *New-York med. journ.*, 1er septembre 1894, p. 263.

Lauenstein. — *Centralblatt für Chir.*, 9 novembre 1895.

Littlewood. — *Lancet*, 16 avril 1892, p. 865.

Lloyd. — *Rev. de chirurg.*, 1891, p. 677.

Lockwood. — *British med. jour.*, 17 janv. 1891, p. 117.

— — 28 mars 1891, p. 701.

— *Royal med. and Chir.-Soc.*, 13 mars 1894.

Lowson. — *Lancet*, 25 mars 1893, p. 693.

Lyman. *Med. news.*, 2 mars 1895, p. 235.

Mackintosch. — *American journ. of the med. sciences*, mars 1893, p. 543.

Magill. — *Thèse*, Paris, 1894.

Maine. — *Thèse*, Lyon, 1895.

Makins. — *Saint-Thomas hosp. Report*, 1884, p. 180.

— *Lancet*, 29 avril 1893, p. 997.

Marin. — *Thèse*, Lyon, 1891.

Martin. — *Brit. med. journ.*, 4 avril 1891, p. 757.

Maunsell. — *American journ. of the med. sciences*, mars 1893, p. 243.

Michaux. — *Bull. de la Soc. de chir.*, t. XXII, p. 200.

Milo Burr Ward. — *Med. Record*, 14 décembre 1895, p. 859.

Milton. — *Lancet*, 24 septembre 1893, p. 754.

— — 24 février 1894, p. 408.

Morison. — *British med. journ.*, 1893, p. 1047.

MORTON. — *British med. journ.*, 20 avril 1895, p. 839.

MORTON. — 63e Congrès de la *British med. Assoc.*, 30 juillet à
2 août 1895.

MUELLER. — *Berlin. klin. Wochens.*, 16 octobre 1893.

MURPHY. — *Rev. de chir.*, 1893, p. 428.

— *New-York med. Record*, 10 décembre 1892, p. 665.

— — 30 mai 1894.

— *Lancet*, 15 septembre 1894, p. 662.

— *Med. news*, 9 février 1895, p. 141.

— *Lancet*, 27 avril 1895, p. 1040.

— *Med. news.*, 16 novembre 1895.

MURPHY (James). — *British med. journ.*, 20 avril 1895, p. 860.

NASATU. — *Arch. f. klin. Chir.*, t. LII, p. 330.

NOVÉ-JOSSERAND. — *Lyon médical*, 31 mai 1896, p. 454.

OLLIER. — *Thèse*, Montpellier, 1896.

PAGE. — *Lancet*, 13 janvier 1894, p. 90.

PARKHILL. — *Med. news*, 12 octobre 1895, p. 402.

PAUL. — *Lancet*, 30 mai 1891, p. 1197.

— *British med. journ.*, 21 mai 1892, p. 1080.

— - 23 juillet 1893, p. 174.

— — 3 février 1894, p. 235.

— *Lancet*, 30 mars 1895, p. 801.

— *British med. journ.*, 25 mai 1895, p. 1136.

PÉNIX. — *Soc. de méd. du canton de Fribourg*, 31 juillet 1890.

PEYROT. — *Thèse* d'agrégation, Paris, 1880.

PLA. — *Thèse*, Lyon, 1895.

POLLOSSON. — *Thèse*, Paris, 1883.

— *Lyon médical*, 1er mars 1891.

PORTER. — *Boston med. and surg. journ.*, 3 mars 1892, p. 213.

POZZI. — *Bull. de la Soc. de chir.*, t. XXVIII, p. 573.

PUTNAM. — *Med. Record*, 16 mars 1895, p. 326.

QUÉNU. — *Soc. de chirurg.*, 3 décembre 1895.

RAMAUGÉ. — *Wiener med. Presse*, 15 octobre 1893.

RANSOHOFF. — *Journ. of American med. Assoc.*, 13 août 1892, p. 198.

READY (Mac.). *Med. Soc. of London*, février 1896.

Regad. — *Thèse*, Lyon, 1895.

Ravenex (A.). — *Arch. prov. de chir.*, 1893, p. 25.

Richardson. — *Boston med. and Surg journ.*, 3 mars 1892, p. 211.
— — 9 janvier 1896.

Richelot. — *Bull. soc. chir.*, t. XIX, p. 622.

Richmond. — *N. Y. med. journ.*, 20 décembre 1890, p. 674.

Rieffi. — *Riforma medica*, 1895, t. II, p. 410.

Rindfleich. — *Arch. für klin. Chir.*, XLVI, 3.

Robinson. — *N. Y. med. journ.*, 18 octobre 1890.
— *Ann. of Surg.*, 1891, p. 80.

Robson. — *British med. journ.*, 28 mars 1891, p. 701.
— *Sem. méd.*, décembre 1892.
— *British med. journ.*, 1er avril 1893.
— — 19 octobre 1895, p. 963.
— *Clin. Soc. of London*, avril 1896.

Rogers. — *Med. Record.*, 27 janvier 1894, p. 103.
— *Brit. méd. journ.*, 11 avril 1896, p. 903.

Rose. — *Practitionner*, 1895, p. 130.

Russotravali. — *Riforma medica*, mars 1891, p. 640.

Sachs. — *Arch. für klin. Chir.*, Bd. XI, 2.
— *Arch. gén. de méd.*, 1892, p. 561 (traduct. Schwaab).

Sargnon. — *Lyon méd.*, 4 août 1895.

Schlange. — *Berlin. klin. Wochens.*, 1892.

Sendler. — *Münch. med. Wochens.*, 1894, n° 1.

Senn. — *Journ. of the American med. Assoc.*, 14 juin 1890.
— — 12 août 1893, p. 215.
— *American journ. of obstetrics*, septembre 1894, p. 321.

Shusk. — *Med. Record*, 9 avril 1892, p. 418.

Smith (Greig). — *Abdominal Surgery.*

Smith. — *Dublin journ. of med. sciences*, février 1894, p. 111.
— *Lancet*, 4 janvier 1896, p. 31.

Sorge. — *Riforma medica*, 1895, p. 844.

Spalding. — *Med. news*, 7 décembre 1895.

Spalitta. — *Riforma medica*, 1892, II, p. 855.

Stewart. — *Med. Record.*, 15 sept. 1894, p. 326.

Storchi. — *Morgagni*, juin 1892, p. 373.

Tapley. — *Journ. of. the Americ. med. Assoc.*, 29 juillet 1893, p. 154.

Tardif. — *Thèse*, Paris, 1894.

Thiéxot. — *Gaz. des hôp.*, 2 janvier 1896.

Thiriar. — *Ann. de la Soc. belge de chirurg.*, 1893, p. 40.

Thorkild-Rovsing. — *Hospitals Tidende*, R. 3, Bd. 10, p. 465.

Tixier. — *Thèse*, Montpellier, 1893.

Tostivint. — *Thèse*, Lyon, 1891.

Touche. — *Thèse*, Paris, 1896.

Trendelenburg. — *Deut. med. Wochens.*, 1893.

Trzebicki. — *Arch. für klin., Chir.*, 1893, t. XLVIII.

Treves. — *Med. chir. trans.*, 1883, p. 55.

— *Lancet*, 11 mars 1893.

— *Practitionner*, 1895.

Ullmann. — *Ann. Soc. belge chir.*, 1893, p. 463.

— *Soc. de médecine de Vienne*, 13 mars 1896.

Villar. — *Journal de médecine de Bordeaux*, 1893, p. 525

Villard. — *Gaz. heb. de méd. et de chir.*, 23 mars 1895.

— *Lyon méd.*, 7 octobre 1894, p. 171.

— — 9 décembre 1894, p. 492.

— — 14 avril 1895.

— — 8 mars 1896.

Vochts. — *Hospitals Tidende*, R. 3, Bd. 10, p. 1093.

Vanderween. — *Med. Record.*, 30 novembre 1895, p. 778.

Wheright. — *Brit. med. journ.*, 30 avril 1892, p. 909.

Winter. — *Centralb. für Chir.*, 26 janvier 1895.

Wiggin. — *N. Y. med. journ.*, 1894, p. 68.

— — 1er décembre 1894, p. 673.

— — 14 décembre 1895.

Wyeth. — *N. Y. Acad. of med.*, 24 février 1893.

Zancarol. — *Bull. de la Soc. de chir.*, t. XX, p. 690.

Zuccarelli. — *Marseille med.*, 1894, p. 239.

TABLE DES MATIÈRES.

CHARTRES. — IMPRIMERIE DURAND, RUE FULBERT.